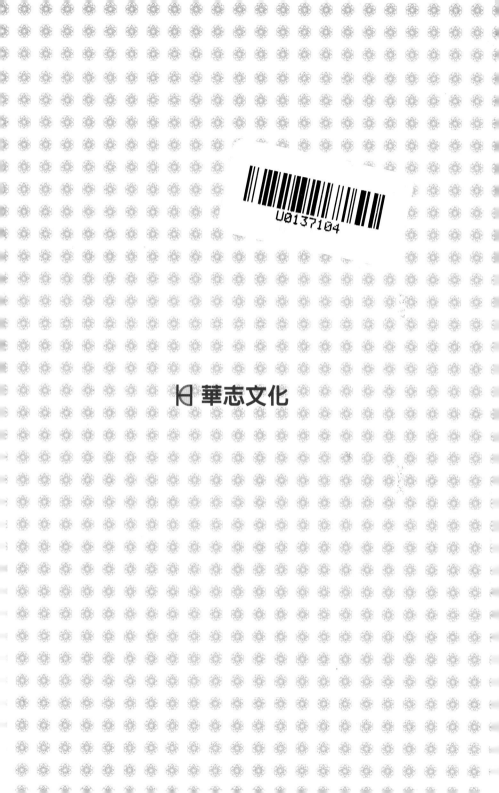

U0137104

H 華志文化

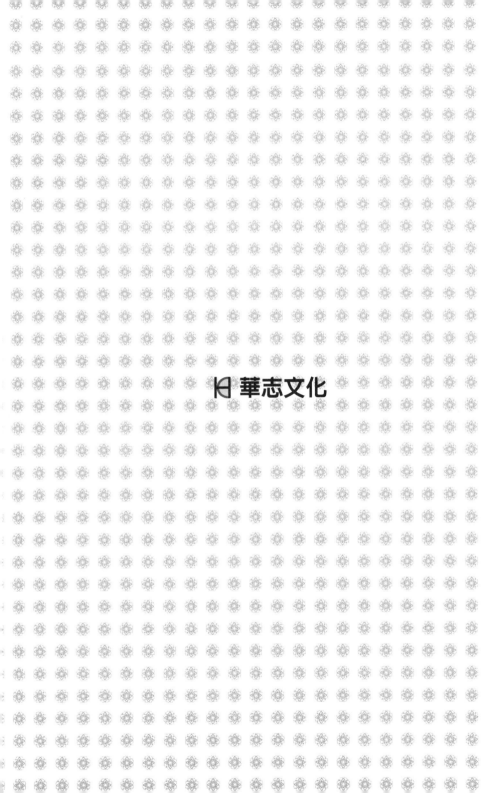

華志文化

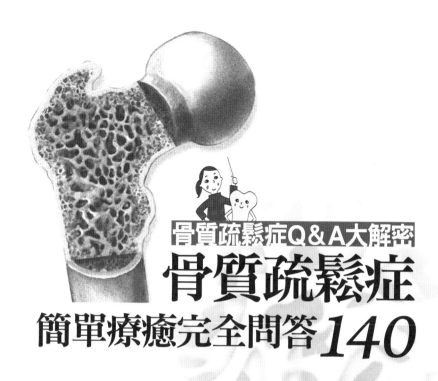

骨質疏鬆症Q＆A大解密

骨質疏鬆症
簡單療癒完全問答 *140*

張媛 醫師 編著

華志文化

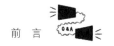

前 言

　　心腦血管疾病、糖尿病、慢性呼吸系統疾病、惡性腫瘤等慢性病具有罹患人群廣、病程長、致死致殘率高等特點，已經成為威脅人們健康和生命的重大慢性病。然而與之不相應的是，人群對這類疾病的早期發現、控制率較低，相當一部分患者因為沒有早期發現，或者發現後沒有進行正規的治療而出現嚴重的併發症，甚至導致殘疾和死亡，給患者、家庭及社會帶來沉重的負擔。

　　為此，我們組織從事臨床醫學、預防醫學和護理學等方面的專家，以參閱大量國內外權威研究資料和最新研究成果為基礎，加上自己長期的醫療經驗，設計和編寫了這套慢性病防治指南系列叢書。希望透過此套叢書，使廣大讀者了解慢性病的相關知識，提高自我管理健康的能力，有效地預防和控制慢性病對健康的危害。同時，也希望透過此書，更新基層醫務人員知識，提高其對常見慢性病的預防和診療水準，幫助更多的患者認

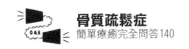
識並正確面對自身的疾病，改善生命品質，過著健康的生活。

　　本系列系統地介紹了常見慢性病的基本知識、預防、治療和護理知識。它打破了傳統的教科書的書寫模式，將預防與治療、理論與實踐相結合，採用通俗易懂的語言，為廣大讀者提供了一套全面、系統地學習疾病知識的普及讀物。此外，該叢書對於從事慢性病預防和臨床的專業技術人員和管理人員，也具有很好的參考和指導作用。

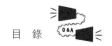

目　錄

PART 1　知識篇

PART 2　預防篇

PART 3　治療篇

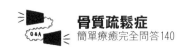

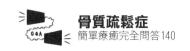

PART 4 護理篇

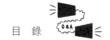

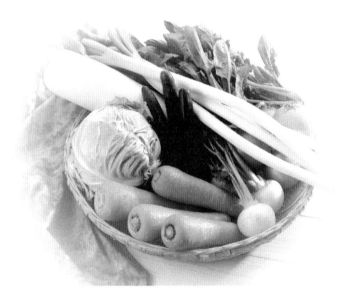

健康的身體源自於良好的生活習慣。

PART 1

知識篇

　　人體每天對鈣的生理需要量與年齡、性別、生理狀況有關。成年人需要600～800毫克;兒童(1至12歲)為800～1000毫克;少年(13至17歲)為1000～1200毫克;老年人、停經後婦女、孕婦和哺乳婦女以1000毫克為宜。這些鈣需要量主要應從飲食中獲得,必要時可選擇補充鈣劑。

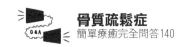

1　人體有多少塊骨頭？

　　成人的骨頭有206塊，按其在體內的位置可分為顱骨、軀幹骨和四肢骨三部分，全身的骨量約佔總體重的20%。

　　骨構成人體的支架，賦予人體的基本形態，有保護內臟、支撐、運動、造血和參與鈣、磷代謝等作用。

2　骨的結構是怎樣的？

　　骨是一種器官，由骨組織、骨膜、關節和骨髓等構成，並有血管和神經分布。骨組織是骨最主要的結構成分，由大量鈣化的細胞間質（稱為「骨質」或「骨基質」）和細胞構成。骨的內、外表面均覆蓋有一層緻密纖維膜，即骨膜。骨膜主要具有保護作用，其中分布的血管、神經，對骨發揮營養、生長和感覺的作用。健康的骨骼擁有堅硬的外層與輕盈的骨質內層。

3　骨的成分有哪些？

　　骨質主要由有機質的膠原纖維和無機質的大量骨鈣鹽

組成。有機質好比鋼筋，無機質中的鈣鹽好比水泥，這種
結合使骨質既有韌性又堅硬，兩者的比例隨著年齡的變化
而變化。

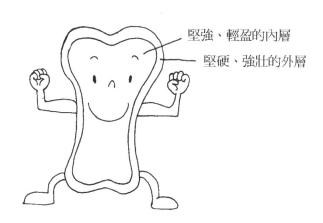

堅強、輕盈的內層

堅硬、強壯的外層

　　骨質分為骨密質和骨鬆質兩種類型，骨密質構成骨的
表層，比較緻密、堅實；骨鬆質位於骨的內部，比較疏鬆，
似網狀，是骨質疏鬆的好發部位。

4　骨組織中有哪些細胞？

　　骨中主要有三類細胞，即成骨細胞、破骨細胞和骨母
細胞。

　　（1）成骨細胞：好比「建築工人」，是促進骨形成的

細胞，能合成和分泌骨膠原，形成骨基質並釋放鈣離子，使基質礦化。

（2）**破骨細胞**：在體內的作用好比「拆遷工人」，是破壞骨質的細胞，能分泌酸離子和蛋白溶解酶，降解骨基質和溶解、吸收鈣離子，將其轉移到血液中。

（3）**骨母細胞**：胞漿內有豐富的粗面內質網和核蛋白體，合成前膠原蛋白，經高爾基器加工後，釋出細胞外，進一步形成膠原纖維。

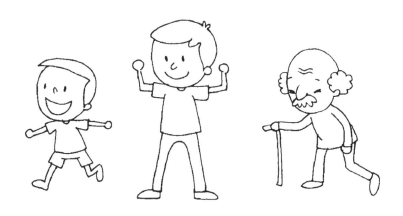

5　骨的新陳代謝及影響因素是怎樣的？

　　人的骨骼是一種不斷進行新陳代謝的活組織，全身的骨幾年就可更新一次，是由破骨細胞破壞和吸收舊骨，成骨細胞形成新骨完成的。

　　二十歲以前，新骨的生成速度大於舊骨吸收速度，骨重量不斷增加，人體的身高也在不斷地成長；成年以後，新骨形成和舊骨吸收的速度基本持平，身高逐漸停止成長；年齡老化等因素使新骨生成速度小於舊骨吸收速度，造成骨重量降低到一定程度後，就出現骨質疏鬆。

　　骨代謝活動是整個人體代謝活動的一部分，受到神經、內分泌、飲食習慣及運動等多種因素影響。

6　骨代謝調節的內分泌激素有哪些？

　　影響較大的有副甲狀腺激素、降鈣素、生長激素、雌激素。副甲狀腺激素，使骨細胞溶骨作用加強，增強破骨細胞的活性，使血鈣升高；降鈣素，抑制破骨細胞的活性，對抗副甲狀腺激素，減緩骨吸收；生長激素，可刺激成骨細胞增殖、分化，進而加速骨形成；雌激素，可以抑制破

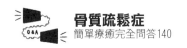

骨細胞活性，啟動骨形成因子，對抗副甲狀腺激素，增強降鈣素分泌。

7 副甲狀腺激素在骨代謝中具有什麼作用？

副甲狀腺激素（PTH）是由 84 個胺基酸組成的對單鏈多肽激素，主要生理功能是維持體內血鋁平衡，調節鋁磷代謝，是一種重要的鋁調節激素和骨形成促進劑。PTH 與受體結合後，透過活化 cAMP 依賴的蛋白激酶 A 及鈣離子依賴的蛋白激酶 C 信號傳導途徑發揮生物作用。PTH 透過促進成骨祖細胞增生分化，直接抑制成骨細胞凋亡而延長成骨作用時間，促進襯裡細胞向成骨細胞轉化及刺激成骨細胞產生促進胰島素樣生長因子 -1 和轉化生長因子發揮其骨合成效應。

8 降鈣素在骨代謝中具有什麼作用？

降鈣素是調節骨代謝的重要激素。既往研究顯示，降鈣素還能作用於成骨細胞，促進骨小梁的改建，加速骨折癒合。研究結果顯示，在骨折癒合的早期，降鈣素能抑制

Ⅲ型膠原 mRNA 的表達，防止過度炎症反應。在骨折癒合的晚期，降鈣素能促進成骨細胞 I 型膠原 mRNA 的表達，抑制 II 型膠原 mRNA 表達，從而促進軟骨性骨痂向骨性骨痂轉換，促進骨形成。表示降鈣素在體內能作用於成骨細胞，影響膠原 mRNA 的表達，對骨質疏鬆性骨折癒合早期和骨折後期的修復均有重要促進作用。有關降鈣素調節膠原 mRNA 表達的機理尚不明確。目前對成骨細胞膜上是否存在降鈣素受體，尚存爭議。部分學者認為其部分機制可能為降鈣素促使某些細胞因子 (如 IGF-1) 分泌，透過自身分泌對成骨細胞發揮作用，但學術界尚未達成共識。降鈣素是透過受體調節機制直接對成骨細胞產生作用，還是透過旁分泌方式間接作用成骨細胞，或者二者兼有，尚需進一步研究。

9　雌激素在骨代謝中有哪些作用？

雌激素可抑制骨轉換、減少破骨細胞數量及活性，其作用途徑如下。

（1）**對鈣調節激素的影響**：促進降鈣素分泌，抑制骨吸收；增強肝 25- 羥化酶、腎 1d- 羥化酶活性，提高

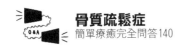
$1,25(OH)_2D_3$ 含量，促進腸鈣吸收。

（2）**調節破骨細胞的細胞因子**：如細胞核因子-KB 受體活化因子配基，腫瘤壞死因子 α，白介素-1，白介素-6，白介素-Ⅱ，巨噬細胞集落刺激因子，骨保護素等使破骨細胞數量及活性增加的細胞因子受到雌激素直接或間接制約與調節。雌激素促進轉化生長因子 β 和胰島素樣生長因子的合成。

（3）**對骨細胞的直接作用**：1988 年後發現人類成骨和破骨細胞均有雌激素受體，雌激素能促進成骨細胞的增生，同時導致破骨細胞的凋亡。

10 雄激素對骨形成的調節作用如何產生？

雄激素對骨形成的調節是透過直接作用於骨細胞內的雄激素受體來完成的。

雄激素參與成骨細胞的一系列功能，包括骨細胞的增殖、分化、合成及分泌各種生長因子，形成的各種局部生長因子在骨代謝中具備調節和相互平衡的作用。目前研究較多的細胞因子有轉化生長因子 (TGF)-β、胰島素樣生長因子 (IGF)-Ⅰ和白血球介素（Ⅱ）-6 等，雄激素透過增

加 TGF-β、IGF-Ⅰ和 IL-6 分泌量來發揮抗骨吸收作用。有學者研究發現，老年男性中骨密度的下降伴隨著睪酮和 IGF-Ⅰ血濃度的下降，因此推測增齡性骨密度下降與睪酮和 IGF-Ⅰ含量下降有關。雄激素能增加體外培養的骨細胞中鹼性磷酸酶的表達強度，提示雄激素可促進骨細胞的成骨表達。

雄激素對破骨細胞的作用可能是透過成骨細胞系統來間接完成的，是否對破骨細胞有直接作用尚有爭論。雄激素可透過抑制副甲狀腺激素、IL-1、腫瘤壞死因子 (TNF) 等作用很強的骨吸收刺激因子而抑制骨吸收。

此外，睪酮可在脂肪細胞、成骨細胞中芳香酶的作用下轉化為雌激素，然後與破骨細胞的雌激素受體結合，以此抑制骨吸收。

11　骨的堅硬性是由什麼決定的？

骨骼中鈣鹽（即骨無機成分）含量決定著骨的堅硬性。從一個剛出生的嬰兒長到 20 歲的成人，骨骼中的鈣從 25 克增加到 1000 克，平均每天進入骨內的鈣是 140 毫克，而飲食中的鈣要大於它許多倍才能滿足需要。如果缺鈣，骨

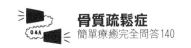

的硬度下降，承受壓力的能力會降低。

12　人體內鈣的含量及代謝是怎樣的？

　　鈣佔人體重量的 2%，是人體內含量最高的無機鹽。99% 的鈣集中在骨骼和牙齒，是其構成的主要成分，其餘的 1% 分布在血液、細胞間液及軟組織中。據推測，成年人骨含鈣總量約為 1180 克，牙齒含鈣總量約為 70 克，軟組織含鈣總量約為 7 克。

　　鈣在各組織中的含量是相對穩定的，保持動態平衡狀態，其代謝過程主要受副甲狀腺激素的調節，還受到甲狀腺素、腎上腺皮質激素、雄激素和雌激素的影響。腸鈣、骨鈣、血鈣、尿鈣是體內鈣代謝的四個主要環節，即鈣在腸道中吸收，在骨骼中沉積，向血液中轉移，從尿液中排出。當人體腸道中攝入和吸收的鈣不足時，骨骼會釋放出鈣進入血液以維持正常血鈣含量，確保各組織細胞維持正常的功能；當攝入和吸收的鈣大於所需的量時，多餘的鈣就會被貯存於骨骼，以避免血鈣過度升高；如果尿液中排出的鈣過多，血鈣下降，就促使骨骼中的鈣向血中轉移。

13 人體每天需要攝入多少鈣？

人體每天對鈣的生理需要量與年齡、性別、生理狀況有關。成年人需要 600 ～ 800 毫克；兒童 (1 至 12 歲) 為 800 ～ 1000 毫克；少年 (13 至 17 歲) 為 1000 ～ 1200 毫克；老年人、停經後婦女、孕婦和哺乳婦女以 1000 毫克為宜。這些鈣需要量主要應從飲食中獲得，必要時可選擇補充鈣劑。

14 什麼是骨密度？

骨密度的全稱是骨骼礦物質密度，是骨骼強度的一個重要指標，是指單位體積（體積密度）或者單位面積（面積密度）的骨量，可透過無創技術測量。骨密度大約反映 70％的骨強度，如果骨密度低，同時伴有其他危險因素，骨折的危險會增加。骨密度實際上表示了骨的健康程度，或反過來說表示骨的老化程度。

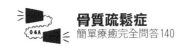

15　什麼是峰值骨量？

人體骨骼中的礦物含量在 30 多歲時達到最高，醫學上稱之為峰值骨量。峰值骨量越高，相當於人體中的「骨礦銀行」儲備越多，到老年發生骨質疏鬆症的時間就越遲，程度也越輕。

16　什麼是圍停經期、停經期、停經期後？

圍停經期、停經期和停經期後，這三個詞經常出現在婦產科學和骨質疏鬆症有關的文獻中。這三個詞代表的意義互相有些重疊，但畢竟它們之間有許多不同，尤其在選擇骨質疏鬆症治療時機時還是應加以區分。因此我們所提到的圍停經期指的是女性發生正式停經前，月經尚未停止，但已經出現月經紊亂（月經週期延長，月經期縮短）現象的那一段時間。

停經期指的是女性正式發生停經現象後的一小段時間。處於圍停經期和停經期階段的女性常常伴發有潮熱、性情改變等停經期症狀。

停經期後指的是女性停經後的所有時間。

17 停經期和更年期是同一個概念嗎？

　　停經期和更年期是一個相同的概念，指的都是女性月經出現停經症狀後的那一段時間。伴隨著停經而來的一些症狀，如面紅、潮熱、神經質等，人們稱之為更年期（停經期）綜合症。停經期較多地出現在醫學書籍中，而更年期則在人們日常生活的言談話語中使用比較頻繁。

18 什麼是骨折及骨折併發症？

　　由於一定的外力作用，使骨質的連續性發生完全或部分斷裂，稱骨折。許多人認為骨頭完全斷了就是骨折，其實不然。有的表面雖然看不出骨折，但骨組織內的骨小梁已經發生斷裂；老年人因骨質疏鬆後脊柱椎體發生楔形變，也沒有明顯骨斷裂，但這些都算骨折。

　　臨床上有時骨折本身並不嚴重，但骨折伴有、引起的重要組織、器官的損傷，即併發症，常常引起嚴重的全身反應，甚至危及病人生命。根據併發症發生的時間，分為早期併發症和晚期併發症。骨折治療過程中出現併發症將影響治療效果。

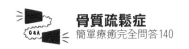
19 什麼是骨質疏鬆症？

　　骨質疏鬆症就好像木頭朽了一樣，骨頭上出現了很多
孔隙，骨的韌性、強度均下降，骨品質也隨之降低，此是
由於骨代謝紊亂以致引起的全身性疾病，表現為骨中礦物
質含量減少，骨微結構破壞、彎曲變形，骨的韌性降低，
易發生脆性骨折。

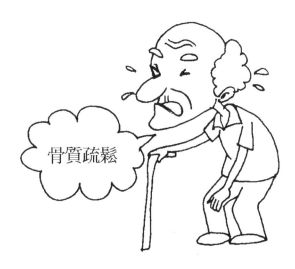

20　骨質疏鬆症常見嗎？

　　骨質疏鬆症是一種退化性疾病，隨年齡增長，患病風險也增加，已成為老年人最常見的慢性病之一。目前全世界約有 2 億人患有骨質疏鬆症，其發病率已躍居常見病、多發病的第七位。

　　正常人 50 歲之後，骨質疏鬆的患病率明顯上升，其發病率高於其他老年性常見病，如高血壓、高血脂、糖尿病等，女性尤其明顯。

21　骨質疏鬆症有什麼危害？

　　骨質疏鬆症意味著曾經強健的骨骼變得非常脆弱，骨質疏鬆症越嚴重，就越容易發生骨折。骨折是骨質疏鬆症最常見的併發症，通常在日常負重、活動、彎腰和跌倒後發生，輕則影響機體功能，重則致殘甚至致死，嚴重威脅患者生命和干擾生活。

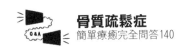

22　為什麼説骨質疏鬆症是「沉默的殺手」？

　　骨質疏鬆症的產生和發展是在無聲無息中進行的，由於早期沒有典型的臨床症狀，所以常常不能引起人們足夠的重視。患者往往是骨折了，在檢查時才發現患有骨質疏鬆症，但卻只能無奈地面對從病痛到恢復的漫漫長路。

　　目前尚無任何有效的治療方法可以恢復已經流失的骨質，治療只能延緩進一步的骨破壞。世界衛生組織（WHO）將每年 10 月 20 日定為「世界骨質疏鬆日」，以期引起全世界人民的重視。

23　骨質疏鬆症已成為重要的公共衛生問題嗎？

　　隨著老齡人群的增加，社會經濟的迅速發展和生活方式的明顯改變，骨質疏鬆症的發病率隨之增高，骨質疏鬆性骨折的發生損耗極大，給患者個人、家庭和社會帶來沉重的負擔，骨質疏鬆症已成為重要的健康公共衛生問題之一。目前政府已將骨質疏鬆症、糖尿病、老年癡呆列為三大重點的老年性疾病。

24　骨質疏鬆症的典型症狀有哪些？

　　許多骨質疏鬆症患者早期常無明顯的症狀，往往在骨折發生後經 X 光片或骨密度檢查時才發現已有骨質疏鬆。典型的臨床表現為：

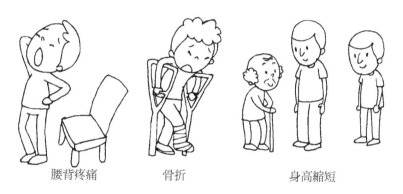

腰背疼痛　　　　　骨折　　　　　　身高縮短

　　（1）**疼痛**：骨量小於正常的 12%, 可出現腰背痛、髖骨及雙下肢疼痛，絕大多數患者疼痛出現在疾病的中後期。骨痛的主要原因為：①在骨轉換過程中，骨吸收增加，骨小梁破壞，骨膜下皮質骨破壞，破骨細胞溶骨所致，以夜間痛為主要表現。② 機械應力造成的微骨折，以勞累後疼痛為主要表現。③骨骼畸形所致的肌肉、韌帶受力異常，骨質疏鬆患者活動時，腰背部肌肉長期處於緊張狀態，造成腰背板肌肉疲勞、痙攣而疼痛。④嚴重的低骨量衰竭，

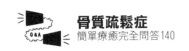
長期臥床、制動（immobility）所致。⑤脆性骨折所致，通常出現在輕微外傷後。

（2）**脊柱變形**：嚴重者可有身高縮短和駝背。由於骨質疏鬆症容易發生在骨鬆質部分，而脊椎骨的椎體是由骨鬆質組成，因此，骨質疏鬆症早期首先涉及的就是椎體。由於起支撐作用的骨小梁在數量上逐漸減少，椎體骨質在結構上變得疏鬆而脆弱，受壓可變形縮短，脊柱是人體坐立時的支柱，結果造成了身高縮短、駝背。

（3）**脆性骨折**：當骨量小於正常的20%時可能發生脆性骨折，是指患者在站立的高度或高度之內，無明確外傷因素或日常活動（如打噴嚏或彎腰）的情況下導致的骨折，也稱為微小損傷性骨折。

25 骨質疏鬆症有哪些種類？

骨質疏鬆症一般根據不同病因分為原發性和繼發性骨質疏鬆症兩大類。

（1）**原發性骨質疏鬆症**：最為常見，佔90%，往往沒有確切的病因或存在無法去除的致病因素，也不能進行病因治療。它又可分為：

Ｉ型（停經後骨質疏鬆症）：發生在婦女停經後 5～10 年內。

Ⅱ型（老年性骨質疏鬆症）：發生於 70 歲以上老人。

特發性骨質疏鬆症：包括青少年型、妊娠期、哺乳期等。

（2）**繼發性骨質疏鬆症**：常繼發於內分泌性疾病、其他慢性器質性疾病（如結締組織疾病、慢性阻塞性肺部疾病）、特殊藥物的使用、營養缺乏性疾病、廢用等明確的病理情況，一旦這些臨床情況得以矯正或改善，骨質疏鬆症的病情也將得到相應的矯正或改善。

26　骨質疏鬆症的危險因素有哪些？

由於某些因素的影響，導致人體破骨細胞數量大於成骨細胞，骨的更新程序失去平衡，骨質流失量高於造骨量，發展到一定程度時，就出現骨質疏鬆症。這些因素如下。

（1）**不可控制因素**：人種（白種人和黃種人患骨質疏鬆症的危險高於黑人）、老齡、女性停經、母系家族史（尤其髖部骨折家族史）。

（2）**可控制因素**：低體重、性激素低下、吸菸、過度

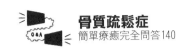

飲酒或咖啡、體力活動缺乏、飲食中營養素失衡、蛋白質攝入過多或不足、高鈉飲食、鈣和 / 或維生素 D 缺乏（光照少或攝入少）、有影響骨代謝的疾病；服用影響骨代謝的藥物。

其中老齡、女性停經、男性性功能減退都是導致骨質疏鬆症的常見原因。

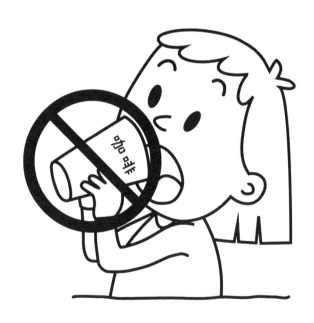

27　為什麼老年人容易患骨質疏鬆症？

　　進入老年後，人體內分泌發生很大變化，副甲狀腺激素升高、降鈣素和生長激素降低，使得破骨細胞的溶骨和吸收作用顯著增強，骨細胞成骨能力下降，骨礦物質成分和骨基質等比例減少，骨質流失，骨骼骨皮質變薄，骨小梁數目減少、變細，骨脆性增加，骨折危險性增加。老年性骨質疏鬆症又稱退行性骨質疏鬆症，是全身骨代謝障礙性疾病，也是人體骨骼衰老的一種特殊表現，主要發生於70歲以上老人。

28　為什麼老年女性更容易患骨質疏鬆症？

　　老年女性骨質流失的速度快於男性，尤其是女性停經後引起雌激素分泌量急劇減少，骨代謝出現明顯負平衡，骨質流失速度明顯加快。女性一生將丟失骨總量的50%左右，而男性體內性激素的變化遠遠沒有女性的顯著。停經後婦女骨質疏鬆症的發生率約為50%，老年性骨質疏鬆症中70%～80%為老年女性。

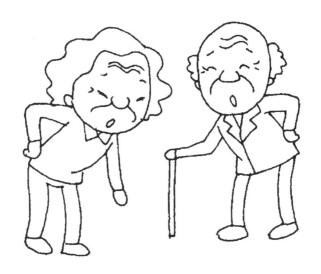

29　哪些藥物長期服用易患骨質疏鬆症？

　　長期服用腎上腺糖皮質激素、抗癲癇藥、抗凝血劑、含鋁制酸劑、利尿劑、甲狀腺激素等，以及癌症病人進行化療，均會影響鈣吸收與代謝，造成骨質疏鬆症。

30　骨質疏鬆症性骨折常見嗎？

　　據報導，骨質疏鬆症骨折比心臟病發作、中風和乳癌更為常見，患者發生骨折的危險性是正常人的 5 ～ 10 倍，

50 歲以上老年人中，有 1／2 的婦女和 1／8 的男性將可能發生骨質疏鬆性骨折。骨質疏鬆性骨折的發生率女性為 30%～40%，男性為 13%。

31　骨質疏鬆症性骨折手術後骨骼就正常了嗎？

發生骨折，往往意味著骨質疏鬆症已經十分嚴重。骨折手術只是針對局部病變的治療方式，而全身骨骼發生骨折的風險並未得到改變。

因此，患者不但要積極治療骨折，還需要客觀評價自己的骨骼健康程度，以便及時診斷和治療骨質疏鬆症，防止再次發生骨折。

32　骨質疏鬆症性骨折的常見部位在哪裡？

骨質疏鬆是全身性疾病，全身各部位均有發生骨折的危險，但多因為生活中的損傷造成，如摔倒等，最常見部位發生在脊椎、髖部和前臂遠端。

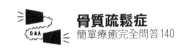

33　骨質疏鬆症性椎體骨折有什麼特點？

脊柱椎體壓縮性骨折是骨質疏鬆骨折中最常見的一種，50 歲以上的婦女中 20%～25% 有一次或一次以上的椎體骨折，60～70 歲婦女發病率最高，此後發病率並不隨年齡的增加而增加。

骨質疏鬆性脊椎骨折常常在不知不覺中發生，有些患者是在拍攝脊椎 X 光片後才發現。患者先是出現腰背痛，程度輕重不等；持續性或間歇性；隨著椎體楔形變程度的加重和發生楔形變椎體數目的增加，逐漸出現駝背和軀幹縮短。有時，輕微外傷會使椎體驟然壓縮，病人出現急性腰背痛，甚至翻身、起坐均困難。一般很少出現脊髓壓迫，但神經根刺激性疼痛發生機會較多。

椎體密度減低，常有一個或幾個椎體呈楔形壓縮骨折。其他骨骼密度亦降低。

34　骨質疏鬆症性髖部骨折有什麼特點？

髖部骨折包括大腿骨的股骨頸和股骨粗隆間骨折兩種，多由摔倒時臀部著地造成，是骨質疏鬆性骨折中症狀

最嚴重、治療最棘手、預後最差的骨折，需臥床手術治療。醫學研究顯示，50 歲的女性，一生因髖部骨折致死的機會與由乳癌致死的機會相同。預計到 2050 年，全球每年將有640 萬人患上髖部骨折，其中一半發生在亞洲。

髖部骨折的特點之一是死亡率高。骨折發生後 1 年內由於各種併發症導致的死亡率達 20%，年齡越高，越容易死亡；存活者中 50% 以上會有不同程度的殘疾或需要他人終生護理，生命品質明顯下降，僅 25% 左右的患者能恢復到骨折前的功能水準。此外，還有不癒合率高、致畸率高和治療費高的特點。

35 骨質疏鬆症性手腕骨折有什麼特點？

手腕骨折是老年人骨質疏鬆性骨折中最常見的一種。當人要摔倒時，多會反射性地伸出手掌觸地來支撐保護身體，身體的重力會集中在前臂遠端的橈骨上而發生骨折。此時，因腕部多是在伸直位受力而導致骨折遠端向手背側移位，從側方看腕部，會呈特殊的「鍋鏟樣」畸形。

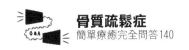

36　怎樣評估骨質疏鬆症的患病風險？

　　骨質疏鬆症是多因素疾病，而且每個人的易感性不同，因此對個體進行風險評估能夠為儘早採取合適的防治措施提供幫助。臨床上評估骨質疏鬆風險的方法很多，下面是兩種準確性較高、操作簡易的篩檢方法。

1.（HTH）國際骨質疏鬆基金會（IOF）骨質疏鬆風險測試題（HTSS）

　　只要其中有一題回答結果為「是」，就應該諮詢專業醫師，是否需要做進一步檢查。

　　（1）您是否曾經因為輕微的碰撞或者跌倒就會傷到自己的骨骼？

　　（2）您連續3個月以上服用激素類藥品嗎？

　　（3）您的身高是否比年輕時降低了3公分？

　　（4）您經常過度飲酒嗎？（每天飲酒2次，或1週中只有1～2天不飲酒）

　　（5）您每天吸菸超過20支嗎？

　　（6）您經常腹瀉嗎？（由於腹腔疾病或者腸炎而引起）

（7）父母有沒有輕微碰撞或跌倒就會發生髖部骨折的情況？

（8）您是否在45歲之前就停經了？（女士回答）

（9）除了懷孕期間您是否曾經有過連續12個月以上沒有月經（女士回答）？

（10）您是否患有陽痿或者缺乏性欲這些症狀？（男士回答）

2.亞洲人骨質疏鬆自我篩查工具（OSTA）

OSTA指數計算方法是：（體重－年齡）×0.2，結果評定如下。

風險級別	OSTA 指數
低	＞ -1
中	-1 ～ -4
高	＜ -4

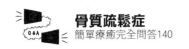

37　怎樣診斷骨質疏鬆症？

　　臨床上用於診斷骨質疏鬆症的通用指標是：發生了脆性骨折及／或骨密度低下。目前尚缺乏直接測定骨強度的臨床方法，因此選擇骨密度的測定作為骨質疏鬆症臨床診斷及評估疾病程度的客觀量化指標。骨密度的測量通常採用影像學的方法，臨床上常用的有雙能 X 光吸收測定法（DXA）、外周雙能 X 光吸收測定法（pDXA）以及定量電腦斷層照相術（QCT）。其中 DXA 測定值是目前國際學術界公認的骨質疏鬆症診斷權威標準，測定結果判定如下：

　　骨密度測量值通常用 T-Score（T 值）來表示，T 值 =（測定值－骨峰值）/ 正常成人骨密度標準差。正常情況下，T 值≥ –1.0；當 –2.5 ＜ T 值 ＜ –1.0 時，可認為是骨量低下；當 T 值≤－ 2.5 時，可診斷為骨質疏鬆。

　　血生化檢查一般無明顯異常，骨密度測定可進一步明確診斷。

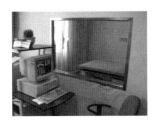
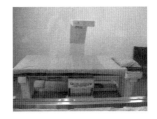

38 什麼人需要測定骨密度？

符合以下任何一條者，建議進行骨密度測定。

（1）女性 65 歲以上和男性 70 歲以上，無其他骨質疏鬆危險因素。

（2）女性 65 歲以下和男性 70 歲以下，有一個或多個骨質疏鬆危險因素。

（3）有脆性骨折史或（和）脆性骨折家族史的男、女成年人。

（4）各種原因引起的性激素水準低下的男、女成年人。

（5）X 光片已有骨質疏鬆改變者。

（6）接受骨質疏鬆治療、進行療效監測者。

（7）有影響骨礦代謝的疾病和藥物史。

（8）IOF 骨質疏鬆症一分鐘測試題回答結果陽性。

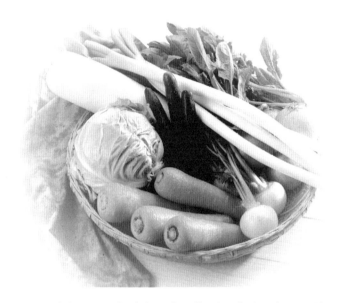

健康 333 原則：每週至少運動三次，每次至少 30 分鐘，
心率達每分鐘 130 下。

PART 2

預防篇

　　由於骨礦含量丟失後，任何治療措施都難以恢復，也就是說已丟失的骨礦含量，不可能全數地補回來；因此，早期的預防是延緩骨質疏鬆的最好方法。

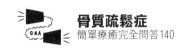

39 　為什麼骨質疏鬆症的預防比治療更重要？

　　由於骨質疏鬆症的發病具有慢性和隱匿性的特點，常被稱作是「沉默的流行病」，患者往往無明顯的自覺症狀，有症狀者也較輕微，而隨著年齡的增長，骨鈣在不斷丟失，一旦出現症狀，骨鈣丟失常在 50% 以上。

　　骨礦含量丟失後，任何治療措施都是難以恢復的，也就是說已丟失的骨礦含量，不可能全數地補回來。早期的預防是延緩骨質疏鬆的最好方法，以後的治療只能阻止今後更大量的丟失，減少或延緩丟失速度。因此，在骨質疏鬆的防治中，預防比治療更為現實和重要。

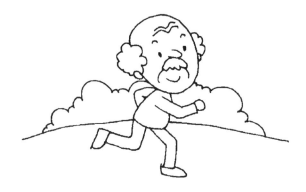

40　防治骨質疏鬆症的目標是什麼？

　　骨質疏鬆症是一種老年人進行性、退化性病變，除少數病人由單純原因引起，經治療可以恢復骨礦含量外，多數人不可能達到治癒。預防和治療的目標是緩解疼痛症狀，延緩骨質疏鬆進一步發展，防止脆性骨折的發生。

41　怎樣防治骨質疏鬆症？

　　骨質疏鬆的防治策略包括基礎措施和藥物治療兩部分，基礎措施如下。

　　（1）**調整生活方式**：進行有規律的體能活動和日照；攝入富含鈣、低鹽和適量蛋白質的均衡飲食；避免嗜菸、酗酒，慎用影響骨代謝的藥物；採取防止跌倒的各種措施，注意是否有增加跌倒危險的疾病和藥；加強自身和環境的保護措施（包括關節保護器）等。

　　（2）**服用骨健康基本補充劑**：如鈣劑和維生素 D。

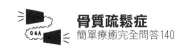

42　為什麼提高峰值骨量是骨質疏鬆的防治重點？

峰值骨量（PBM）即人一生中骨骼成熟末期達到的最大骨量，是骨骼最堅硬、骨礦含量最高的時期。年輕時PBM值的高低是決定老年期是否發展為骨質疏鬆症的重要因素，值越高，發展為骨質疏鬆症的危險性就越小。年輕時獲得最佳的PBM，對維持老年期足夠骨量和預防骨質疏鬆性骨折的發生具有重要意義。

峰值骨量的個體差異非常大，60%～80%是由遺傳因素決定的；另一個決定因素是環境，主要有運動、飲食和鈣攝入、營養狀況、個人生活習慣、身體疾病狀態和激素水準等。遺傳因素目前難以改變，因此，建立良好的後天環境是獲得最佳峰值骨量的有效途徑。

43　為什麼青少年時期就要開始預防骨質疏鬆？

較高的峰值骨量能使骨質疏鬆發生的年齡推遲，延緩老年期因骨量丟失造成的骨折風險，青少年時期獲得最大峰值骨量是預防骨質疏鬆發生的關鍵，因此，骨質疏鬆症

的預防要及早開始，在年輕時期獲得理想的骨峰值。

44　骨質疏鬆症的預防與年輕人有關嗎？

　　骨質疏鬆症並非是老年人的「專利」，如果年輕時期忽視運動，常常挑食或節食，飲食結構不均衡，導致飲食中鈣的攝入少，體瘦，又不拒絕不良嗜好，這樣達不到理想的骨骼峰值量和品質，就會使骨質疏鬆症有機會侵犯年輕人，尤其是年輕的女性。

45　為什麼適量運動可預防骨質疏鬆症？

　　運動可以加快全身和骨骼的血液循環，肌肉的收縮和擴張，對骨骼有刺激性作用。保持正常的骨密度和強度需要不斷地運動刺激，經常從事運動的人其骨量明顯高於不參加運動的人，如果從兒童時期即開始固定做運動鍛鍊，骨量會更高。同一個人，運動多的一側骨量比運動少的一側會增加 40%，說明運動會對刺激部位的骨骼產生明顯的局部效果，並且在適宜的運動強度範圍內，運動強度越大，骨密度也越高。另外，如果不注意鍛鍊身體，不僅會加快

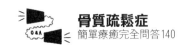

骨質疏鬆的發展，還會影響關節的靈活性，容易跌倒，造成骨折。

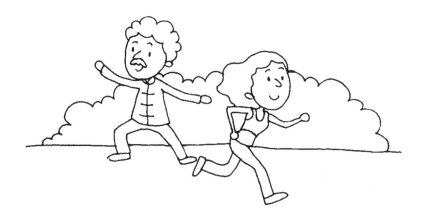

46　預防骨質疏鬆應採取什麼運動方式？

　　力量性和耐力性運動項目對骨密度的影響較明顯，全面、對稱性的運動項目有利於整體骨密度的提高。25 ～ 40 歲的人應以全身運動為主，同時輔以適度的爆發性、力量性練習，如跑步、跳躍、俯地挺身、負重蹲起和拿舉啞鈴等練習，以達到長時間維持高峰值骨量，避免或減少骨量丟失的目的。40 歲以上人群宜選擇符合生理特點和運動能力的有氧運動項目，如走跑交替、登山、中老年健身操、體育舞蹈、太極拳等。還應特別針對骨折好發部位（因骨

質疏鬆所致骨折主要集中在腰椎，四肢長骨近端和遠端等處），從事專項肌力鍛鍊，以加強肌肉對骨骼產生的牽張力和對骨強度的影響作用。

　　無論是耐力性訓練還是力量性訓練，每次運動時間為40 ～ 60 分鐘，每週訓練次數最好 3 ～ 5 次。如果少於 3 次，運動的效果就不佳。從運動的安全性、有效性角度考慮，運動強度宜選擇中等強度為好。按科學鍛鍊的要求，運動強度達到最大吸氧量的 60% ～ 70%，或達到最大心率的 70% ～ 85% , 為運動最佳心率範圍。

47　預防骨質疏鬆每天至少需 20 分鐘日光照射嗎？

　　中國人飲食中所含維生素 D 非常有限，陽光中的紫外線可使人體皮膚產生活性維生素 D，而具有活性的維生素 D 是骨骼代謝中必不可少的物質，可以促進鈣在腸道中吸收，從而使攝入的鈣更有效地被吸收，有利於骨鈣的沉積。

　　正常人平均每天至少 20 分鐘的日光照射會對維生素 D 的生成及鈣質吸收產生非常關鍵的作用，曬太陽的時間需選擇早上 10：00 以前或下午 15：00 以後進行，在烈日下

進行長時間曝曬會增加罹患皮膚癌的風險。特別值得女性
注意的是，平時戶外光照不足的情況下，出門又要塗上厚
厚的防曬霜或者用遮陽傘，會影響體內維生素 D 的合成，
加大骨質疏鬆機率。

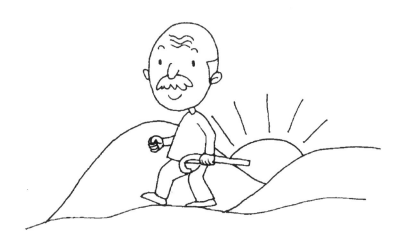

48　為什麼說合理營養是防治骨質疏鬆的基礎？

　　骨質疏鬆症的主要特徵是骨量減少。一個人骨量的形
成主要受先天遺傳和後天環境因素的影響。在後天環境因
素中營養佔極其重要的作用，合理營養有助於提高峰值骨
量及減緩停經後骨質流失。影響骨代謝的營養素主要有鈣、
磷及維生素 D，其次膳食中蛋白質、鈉及一些微量元素氟、

銅、鋅、錳的攝入也與骨代謝有關。因此，合理營養是防治骨質疏鬆的關鍵。

49　為何預防骨質疏鬆要避免高鹽、高蛋白飲食？

食用鹽的主要成分為氯化鈉，膳食高鈉攝入會引發高尿鈣排泄，從而增加骨量丟失，不利於骨質疏鬆症的預防。

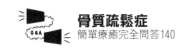

高蛋白攝入過多會造成高尿鈣排泄，增加骨量丟失，加大骨質疏鬆發病的危險。實驗發現，婦女每日攝取 65 克蛋白質，若增加 50%，也就是每日攝取 98 克蛋白質，則每日增加 26 克鈣的流失。

50　為何預防骨質疏鬆要吃富含鈣的食物？

人體自身功能不能製造鈣，而鈣不僅對於骨骼重要，對維持心臟、肌肉、神經功能的正常，以及血液的正常凝結和一些酶的組成、功能都是不可缺少的。

我們每天都會在尿液、糞便、汗液中損失一些鈣，這些損失必須透過食物中攝入的鈣來彌補，如果食物中補充的鈣不夠，人體就會從骨骼中釋放鈣出來補足，因而降低骨骼中鈣質的儲備，形成骨鈣流失。所以，預防骨質疏鬆要進食富含鈣的膳食。

51　老年人每天從飲食中獲得的鈣量夠嗎？

目前的膳食營養調查顯示，老年人平均每天能從飲食中獲得約 400 毫克鈣，目前推薦的老年人預防骨質疏鬆症

的鈣攝入量為每日 1000 ～ 1200 毫克，故老年人平均每天
自膳食中攝入的鈣是遠遠不夠的，平均每日鈣量的缺口為
500 ～ 600 毫克。

52　怎樣選擇含鈣多的食物？

天然食物中牛奶是優質的含鈣食品，每天喝兩杯鮮奶
（約 500CC），大約可補鈣 600 毫克左右，加上從普通膳
食中攝取 300 ～ 400 毫克的鈣，基本就可以達到建議供給
量的標準。

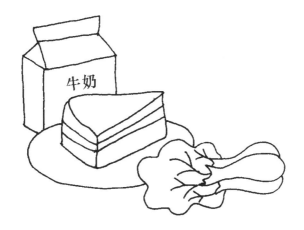

牛奶中的鈣和一般食物一樣，進入人體之後，真正被
吸收掉的鈣質只有 25% 左右，其餘大部分都隨著尿液排出
體外了。相較之下，優酪乳中的乳酸菌會將牛奶的鈣質合

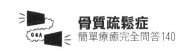

成乳酸鈣，能將吸收率提高到90%以上。此外，乳酸菌還會幫助腸胃吸收其他食物的鈣質，提升食物的營養價值，因此，對鈣質不足而引起骨質疏鬆症的人有很大的幫助。此外，魚蝦、蝦米、海帶、堅果、豆製品和綠葉蔬菜也是較好的天然鈣劑，我們在日常飲食中，可以根據自身需要選擇性地調整自己的膳食結構，增加富鈣食品的攝入。

53　喝大骨湯能防止骨質疏鬆嗎？

實驗證明，同樣一碗牛奶中的鈣含量遠遠高於一碗大骨湯，且大骨湯中的鈣物質難溶於水，不利於人體的吸收。對老人而言，大骨湯裡溶解了大量骨內的脂肪，經常食用還可能引起其他健康問題。

54　為何預防骨質疏鬆要避免過度吸菸、過量飲酒？

過多吸菸可使胃腸功能紊亂，鈣吸收障礙。透過對年輕成年男性吸菸者的前瞻性研究發現，長期吸菸者與不吸菸者相比，骨密度均值下降9.7%，提示吸菸與骨密度均值

呈負相關；女性吸菸可使雌激素過早消失，導致骨代謝異常，骨質疏鬆提早發生。

　　酗酒可影響正常骨代謝，急性酒精中毒能使尿鈣排泄增加，慢性酒精中毒易併發肝硬化，影響人體對鈣的吸收，酒精還直接作用於成骨細胞，抑制骨形成。

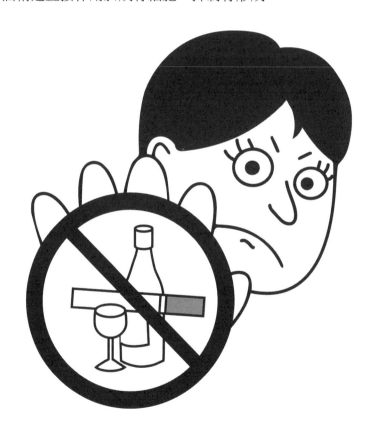

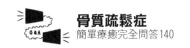

55　為何預防骨質疏鬆要避免過量飲用咖啡及碳酸性飲料？

咖啡因攝入過多使尿鈣和內源性糞鈣丟失，加上咖啡因本身具有很好的利尿效果，如果長期且大量喝咖啡，容易造成骨質流失，對骨量的保存有不利影響。碳酸飲料中大部分都含有磷酸，大量的磷酸攝入會影響鈣的吸收，引起鈣、磷比例失調，導致鈣缺失，進而增加骨質疏鬆的患病風險。因此我們在預防骨質疏鬆時應避免咖啡和碳酸飲料的過度飲用。

56　骨質疏鬆症如何早發現、早診斷、早治療（二級預防）呢？

人到中年尤其是婦女停經之後，骨量丟失會加速進行。為了預防骨質疏鬆，對於圍停經期和停經期的婦女、老年人、易引起骨質疏鬆疾病的患者以及長期服用皮質激素的病人等高危人群，應每年進行一次骨密度檢查，對骨質快速流失的人群，及早採取防治對策，以達到早發現、早診斷、早治療的目的。這就是我們常說的二級預防。

57 什麼是骨質疏鬆症的綜合防治（三級預防）？

骨質疏鬆的三級預防又稱康復醫療，是指防止骨質疏鬆患者致殘，改善中老年人的生活品質，延長壽命，採用促進骨形成、抑制骨吸收的藥物，加強防摔、防碰、防顛等措施，骨折者需採取手術治療，加強固定，早期活動，理療、鍛鍊、康復、營養、補鈣、止痛和心理治療，提高患者的免疫功能。

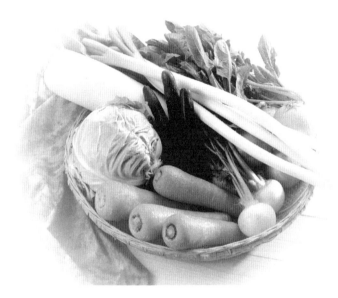

要保住骨本，光補鈣是不夠的，
還必須加上運動，尤其是負重運動。

PART 3

治療篇

　　骨質疏鬆症是一種需要治療的疾病，不是自然的生理老化現象，如果中老年人患了骨質疏鬆症，應該及早到醫院進行正規檢查，按醫囑正確用藥，以便盡可能緩解骨痛等症狀、降低骨折發生率，提高生活品質。

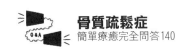

58　骨質疏鬆症需要治療嗎？

　　骨質疏鬆症普遍被誤認為是老化現象，大多數患者未能及時就醫，而接受正規治療的人數則更少。骨質疏鬆症是一種需要治療的疾病，不是自然的生理老化現象，如果中老年人患了骨質疏鬆症，應該及早到醫院進行正規檢查，按醫囑正確用藥，以便盡可能緩解骨痛等症狀、降低骨折發生率，提高生活品質。骨質疏鬆症是可以治療的。除了一般的治療，如運動、補充鈣劑和維生素 D、戒菸酒等，目前有很多藥物可以用於骨質疏鬆症治療，如抑制骨吸收藥物、促進骨形成藥物等，臨床上可以根據患者的不同情況選用。透過這些治療，可以延緩骨質流失或增加骨量，減少骨折併發症的發生，改善生活品質。

59　什麼是治療骨質疏鬆症的序貫療法？

　　序貫療法是根據骨代謝週期規律來安排治療的方法。骨單位的再建從破骨細胞對骨吸收形成陷凹，到成骨細胞形成新骨填滿陷凹，即一個重建週期，需 3 ～ 4 個月。A期啟動骨吸收，亦刺激骨形成，強調的是啟動體內破骨細

胞功能，使用的藥物多為激素類藥物，如副甲狀腺激素、甲狀腺激素、生長激素、活性維生素 D 類。此期可用中性磷酸鹽口服及小劑量活性副甲狀腺激素注射；D 期抑制破骨細胞活性，可用雙磷酸鹽類或降鈣素；F 期主張的是解除各種因素對骨的抑制，停藥或加用骨形成藥如鈣劑、活性維生素 D 或黃體酮。每個週期 90 天或更長。R 為重複上述治療過程，如此循環，療程 2 年以上。此法主要適用於骨量減少在中等程度以下的骨質疏鬆症患者。一般來說，使用序貫療法治療一個療程後，如治療有效（患者骨量增加），可進行第二個療程。如經一個療程治療後，患者骨量無明顯增加，應對治療藥物和患者病情進行評估後，再決定是否需要進行下一療程治療。

60 防治骨質疏鬆的藥物主要有哪些？

防治骨質疏鬆的藥物主要有：

（1）**促進骨礦化藥物**：如鈣製劑、維生素 D 類等，是防治骨質疏鬆症的基礎用藥。

（2）**骨吸收抑制劑**：其作用機理是透過抑制破骨細胞的形成或抑制破骨細胞的活性從而抑制骨的吸收來減緩

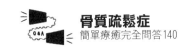

骨鈣的丟失。臨床應用的藥物主要有雙磷酸鹽、降鈣素、雌激素、選擇性雌激素受體調節劑等。

（3）促骨形成藥物：如氟化物、副甲狀腺激素、生長激素、同化激素等。

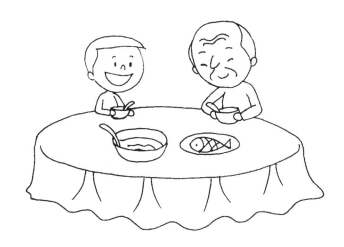

61　補鈣等於治療骨質疏鬆症嗎？

由於受各類廣告的影響，不少人認為，得了骨質疏鬆只要多吃些鈣劑或補鈣食品就能治好。其實這只是一種片面的理解，單純補鈣並不能治療骨質疏鬆，但可以預防或輔助治療骨質疏鬆的發生。骨質疏鬆症是骨代謝的異常（人體內破骨細胞影響大於成骨細胞，以及骨吸收的速度超過

骨形成速度）造成的，骨質疏鬆症患者應當到合格醫院進行診斷，採取綜合治療措施，提高骨量、增強骨強度和預防骨折。

補鈣有食補和藥補之分，合理補鈣應以食補為主，藥補為輔。對於健康成人來說，注意改善食物結構，選擇性地加強富含鈣質食品的攝入即可改善缺鈣情況。但對於一些易缺鈣的人群，如嬰幼兒、青少年、早停經期和停經期婦女以及老年人，除食補外，可以在醫生的指導下口服鈣製劑。

62 治療骨質疏鬆症的常用鈣製劑有哪些？

在鈣劑的選擇時應注意以下幾個原則：鈣源安全、足量、好吸收。目前市場上鈣劑產品主要分為無機鈣、有機鈣、天然鈣和胺基酸結合鈣四大類，具體有：

（1）碳酸鈣：碳酸鈣在中和胃酸的同時能生成可溶性的鈣離子被腸吸收而使血鈣上升，具有含鈣量高（40%）和服用方便的特點，非常適用於飲食鈣的補充。每日 1～2 片咀嚼服用即可。碳酸鈣已作為補充鈣劑收入。它可在胃腸道與磷結合為磷酸鈣，從而產生清除磷的作用，尤其

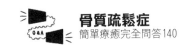

適用於慢性腎衰竭所致的低鈣高磷血症患者。碳酸鈣價格較低，便於普及和應用。適用於各種鈣和維生素 D 缺乏患者，主要應用於骨質疏鬆患者的基礎用藥和聯合用藥，也可用於骨質疏鬆的預防。其不良反應主要表現在中和胃酸引起噯氣、便祕等消化不良反應，老年人可能更明顯。

（2）**活性鈣**：目前市場上的活性鈣多以天然的貝殼、牡蠣為原料，主要成分為氧化鈣和氫氧化鈣。其優點是：①水溶性好，吸收速度快。②製劑成品一般含有鋅、鐵、磷、錳等元素，不必另加維生素 D。③除適用於各種缺鈣症以外，尚可與抗癌藥物合用，保護正常細胞，提高機體抗癌能力。其缺點是：①元素鈣含量低。②鹼性偏大，易刺激胃腸道，並可影響消化功能。③急性毒性大，含有超標的重金屬，長期服用有蓄積性中毒的危險。④價格偏高。

（3）**碳酸氫鈣**：水溶性較差，一般不宜單獨使用，且不宜用於甲狀腺功能低下或慢性腎衰竭所致的低鈣血症。

（4）**胺基酸結合鈣**：研究認為，鈣離子與胺基酸透過配位鍵結合後，可在小腸絨毛上皮細胞以自動運輸的方式被吸收。結合物進入血液循環後，再逐漸解離出鈣離子，這樣可使鈣的吸收增加，而且結合的鈣在血液循環中形成一個緩釋的流動鈣庫，減少了因血漿鈣離子濃度過高而引

起暫時性的高鈣血症。其缺點主要是無機鈣多為鹼性，在體內易形成難溶性膠稠樣氫氧化物附著於腸道表面，妨礙其他營養物質吸收。

（5）**葡萄糖酸鈣**：鈣含量低，吸收率為 27％，口服效果不佳。但其溶解性好，葡萄糖酸鈣又可參與體內供能，可用於急性血鈣缺乏和過敏性疾病，是首選的注射用鈣劑。口服液製劑常用於兒童。

（6）**枸櫞酸鈣**：其溶解性較無機鈣好，近中性，對胃腸道刺激小，可抑制腎結石的發生。

（7）**醋酸鈣**：水溶性好，在胃內酸性環境中可與磷結合成難溶性物質，隨大便排出體外而導致磷吸收減少，因此可用於腎衰竭性高磷血症。其不良反應主要為偶見噁心、厭食、高血鈣等。

（8）**乳酸鈣**：其吸收率較一般鈣劑好，吸收速度較慢，適用於慢性缺鈣患者。

63　使用鈣劑治療骨質疏鬆症應注意什麼？

（1）**要選擇對胃腸道刺激小的製劑**。這是因為鈣劑需要較長期服用才能有效，所以對藥物要有所選擇。目前使

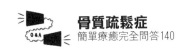

用的活性鈣、碳酸鈣和葡萄糖酸鈣服用方便，而氯化鈣味道苦，對胃腸道有一定的刺激，不宜長期服用。

（2）**服用鈣劑時要增加飲水量。**增加飲水量的目的是增加尿量，減少泌尿系統結石形成的機會。因為尿中鈣離子濃度過高是產生結石的原因之一。對於已經存在泌尿系統結石者，服用鈣劑後應定期做超音波等檢查，以了解結石變化的情況。

（3）**注意雌激素的副作用。**對於使用雌激素副作用較明顯，有可能誘發子宮內膜癌的老年女性，可適當加大服用鈣劑的劑量，同時減少激素的用量，同樣可以達到治療和預防骨質疏鬆的目的。對 65 歲以下骨質疏鬆病人，每日補鈣量可高達 2.5 克。

（4）**補鈣要注意均衡性。**每日補鈣要注意調整鈣劑的用藥量，使用鈣劑治療骨質疏鬆時，要定期測血鈣和尿鈣，以便掌握用藥量。

64 怎樣服用鈣劑效果更好？

　　專家認為，鈣劑應該與食物同時服用，其吸收率較空腹服用提高 20% ～ 30%。鈣劑宜分次服用，以保持腸道鈣濃度維持在較高水準，有助於均衡彌散吸收。此外，臨睡前加服一次對鈣的吸收大有幫助。對於需要長期服用鈣劑的骨質疏鬆患者，建議選擇對胃腸刺激小的鈣劑。碳酸鈣是較理想的鈣補充劑，宜分早、中、晚餐及臨睡前各服一次。

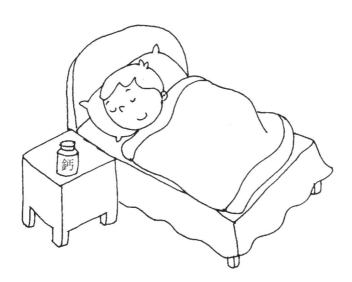

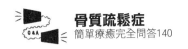

65　補鈣會加重腎結石病嗎？

　　有些患有尿道結石患者同時診斷出還有骨質疏鬆。治療骨質疏鬆必須補充鈣片來預防，患者就會擔心會不會因為吃鈣片而加重其腎結石病。其實腎結石的主要成分是草酸鈣，主要是因為體內草酸過高所引起，與血鈣並無直接的關係。而造成血中草酸過高的原因，除了某些食物和茶葉、花椰菜、菠菜與竹筍中含有較高的草酸外，形成結石的主要原因是因為體質不良或是有某些代謝障礙或炎症。

　　令人驚訝的是，高鈣飲食不但不會誘發結石，相反地，還具有預防結石的功效，這是為什麼呢？原因是當我們不小心吃了草酸過高的食物後，再吃鈣片時，這些鈣質會與草酸發生作用，在腸中形成不溶性的草酸鈣鹽沉澱。雖然這樣會損失一些食物鈣，但同時也使草酸不能被吸收進入血中，而由糞便排出體外，這樣就降低了體內的草酸含量，反而達到預防結石的目的。所以，補鈣預防骨質疏鬆不會加重腎結石病，不必擔心腎結石而不敢吃鈣片。

66 鈣和維生素 D 有什麼關係？

　　鈣固然重要，假如體內維生素 D 不足，那麼，無論食用再多的鈣也是不能被充分吸收的。鈣與維生素 D 是一種合作的關係，維生素 D 可以促進鈣的吸收和重吸收，促進骨鹽的沉積，增加骨量。

　　從膳食中攝入的鈣，常常是以鈣離子的形式存在的，維生素 D 會使腸黏膜細胞結合鈣離子形成鈣結合蛋白，正是這個鈣結合蛋白，會像小車一樣不斷地把鈣從腸道中搬到血液裡，產生促進鈣吸收的作用。此外，維生素 D 還會使腎小管細胞結合鈣離子形成鈣結合蛋白，促進腎小管對鈣的重吸收，減少鈣的經尿排出量。

67 人體的維生素 D 從何而來？

　　人體中維生素 D 的來源可分為外源性和內源性。外源性維生素 D 主要來源於膳食中富含維生素 D 的食物，如海魚、動物肝臟、蛋黃、瘦肉和乳類等；內源性的是透過人體在照射日光時，皮膚中的膽固醇轉換而成的。光照在人體生成活性維生素 D 的過程中發揮舉足輕重的作用。

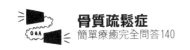

68 如何判斷人體內是否缺乏維生素 D？

維生素 D 是骨代謝過程中不可缺少的物質，與骨質疏鬆的形成、發展有直接的關係。平時我們可以從以下兩個方面來初步判斷體內是否缺乏維生素。

（1）**了解自己是否存在影響維生素 D 吸收或轉化的因素。** 例如，某些年齡大的人室外活動過少，接觸陽光及紫外線的機會少，就容易缺乏維生素 D。再如有的人，特別是老年人，飲食選擇的範圍過窄，害怕食入過多的膽固醇，而很少食用含維生素 D 豐富的豬肝、蛋類食品，使維生素 D 來源受到影響。還有的人患有慢性胃腸道疾病，影響維生素 D 的吸收。

（2）**使用維生素 D 和高鈣飲食後症狀是否減輕。** 對於懷疑有維生素 D 缺乏者或全身疼痛、不適等骨質疏鬆的臨床症狀者，也可以在服用維生素 D 的同時，適當食入一些含鈣量高的食品，如蛋類、動物蛋白、乳製品等。如果採取上述措施後全身不適或疼痛明顯減輕或緩解，則說明體內缺乏維生素 D。

69 活性維生素 D_3 如何應用？

活性維生素 D_3 能促進腸鈣吸收，具有對骨形成和骨吸收的雙重作用和增加肌力的作用。

適應症：包括腸道對鈣離子吸收不良及長期接受糖皮質醇激素治療的繼發性骨質疏鬆症患者；老年性骨質疏鬆症，軟骨病，佝僂病及慢性腎功能不全合併腎性骨病者。

劑量：骨質疏鬆症，口服 0.5 微克 / 天；慢性腎功能不全合併腎性骨病，0.5 ～ 1.00 微克 / 天；抗維生素 D 性佝僂病和軟骨病，成人 1.00 ～ 4.00 微克 / 天。

注意事項：①定期測 24 小時鈣、血鈣，以防高鈣血症，一旦出現高鈣血症應停藥；②鈣攝入量為 500 毫克 / 天以下；③動脈硬化及對維生素 D 過敏者慎用。

70 維生素 D 過量食用會中毒嗎？

作為治療骨質疏鬆症的常用藥物，維生素 D 用藥時間長，再加上維生素 D 有蓄積作用，因此用藥不慎時可能會導致患者維生素 D 中毒的發生。維生素 D 中毒主要表現為高鈣血症及高鈣尿症。高鈣尿是維生素 D 早期中毒的重要

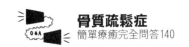

指標。因此，對長期服用維生素 D 類藥物的患者，應經常
監測患者尿鈣排出量，其正常值為每日 200～300 毫克 (女
性應低於每日 200 毫克，男性應低於每日 300 毫克)。對於
維生素 D 中毒，首先要預防其發生，控制飲食中鈣的攝入
量（每日 700～800 毫克），這樣可以有效防止鈣在內臟
沉積。另外，增加每日飲水量也可以達到增加維生素 D 用
藥安全性的問題。

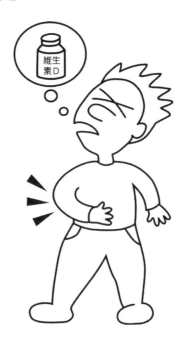

維生素 D 中毒，除高鈣血症和高尿鈣症外，尚有發生

異位鈣化及纖維性骨化的可能。異位鈣化可以發生於多種臟器，如主動脈、心臟、軟組織，較為嚴重的可產生腎臟鈣化導致腎衰竭。臨床表現可出現噁心、嘔吐、食欲缺乏、全身無力、低熱、頭痛、嗜睡、口渴、多尿等。化驗尿中可能出現糖、蛋白質、紅血球和管型、尿鈣陽性，血鈣＞3毫摩爾/升，X光片檢查可見長骨幹骺端臨時鈣化帶密度增加及增寬，骨幹皮質增厚，骨質疏鬆或骨鈣化。一旦發生維生素D中毒，應立即停藥，限制鈣和維生素D攝入。口服潑尼松2毫克/公斤，還可使用降鈣素50～100單位肌內注射或使用雙磷酸鹽，同時及時補充水分，大部分患者可短期恢復正常。

71 抗骨吸收藥物有哪些新特點？

關於抗骨吸收藥物的作用機制仍然有些未知的問題，如對於抗吸收藥物治療早期降低骨折危險的機制仍不清楚。一些研究顯示：這與用藥早期對骨骼結構的穩定作用有關。但還有來自新型非創傷性技術的資料，如micro - MRI，以及骨小梁結構的重建過程，還需要對骨微小結構改變的測定指標進行評估。這些指標之一便是骨重建的生

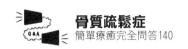

物力學標記。

我們知道，骨密度的改變僅能反映 5％～ 15％抗吸收藥物治療後椎體骨折危險的改變。有學者應用試驗的資料對骨指標進行了分析，結果認為骨骼更新周轉指標的降低反映了椎體骨折危險的降低。而在 938 名股骨頸骨密度小於 3SD 的婦女中，有 48％的病例椎體骨折危險降低，其中 30％指標的減少。有關髖關節和非椎體骨折危險性的降低並未進行分析。

72　降鈣素如何應用於骨質疏鬆症的疼痛治療？

降鈣素 (CT) 是人體內正常分泌的調節鈣代謝的主要三大激素之一，是由 32 個胺基酸組成的多肽，在人體內由甲狀腺濾泡旁細胞分泌。降鈣素主要用於骨質疏鬆、高血鈣以及與骨相關的（如佩吉特病、骨腫瘤引起的）疼痛的治療。過去主要以提取法從動物組織中獲取，但是它屬非人源型降鈣素，長期使用會產生抗體而影響療效，而且由於生物組織來源有限，制約了它的生產。

20 世紀 70 年代開展了固相和液相法合成降鈣素的研究，但因合成步驟多、純度差、獲得率低，導致價格昂貴。

80 年代國外開展了基因工程法生產降鈣素的研究，應用基因工程法，可以較容易地製備出所設計的新型降鈣素，以期獲得活性高、半衰期長、無抗原性的新型降鈣素供臨床使用。當血液中的 Ca^{2+} 濃度升高時，降鈣素的分泌就會迅速增加，使血鈣的濃度降到正常範圍。降鈣素能直接作用於破骨細胞受體而抑制破骨細胞活性，並能抑制大單核細胞變為破骨細胞，減少破骨細胞數量，減少骨中 Ca^{2+} 向血液中的釋放，從而降低了血液中 Ca^{2+} 的濃度，改善鈣、磷代謝，減少骨質流失和骨折發生。

　　降鈣素這種破骨細胞的強烈抑制劑，除了是調節鈣代謝的天然激素，而且在受體中不僅作用於骨細胞受體不僅作用於破骨細胞，還可作用於腦組織，降鈣素治療的短期作用主要表現在可迅速抑制破骨細胞的活性，而抑制破骨細胞的增殖和減少其數量，從而抑制骨吸收、降低骨轉換是降鈣素的長期作用。降鈣素不僅可特異性地作用於破骨細胞，減少它的活力和數量，其與中樞性的作用還可啟動阿片類受體，抑制疼痛介質及增加內啡肽的釋放，阻斷疼痛感覺的傳導和對下丘腦的直接作用，同時有較強的中樞鎮靜作用，這樣的雙重鎮痛作用機理使降鈣素對各種類型的代謝性骨病疼痛有特殊的治療效果。降鈣素治療骨質疏

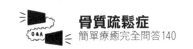

鬆骨痛，國內外已有較多報導且均證實其鎮痛效果穩定、可靠。有研究證實，對中度以上的骨質疏鬆疼痛患者，密蓋息治療 4 週，鎮痛有效率高達 95.1%，停藥 2 週有效率仍然達 92.2%，說明降鈣素用於骨質疏鬆骨痛治療止痛迅速，療效穩定。這是因降鈣素在血中的半衰期雖短，但在骨組織中可長期維持其生物有效利用度，所以降鈣素對各種代謝性骨病疼痛的治療有其獨到之處。但並非所有代謝性骨病疼痛的患者都適用於降鈣素治療，有學者認為，當降鈣素應用 14 天後疼痛仍無明顯好轉時應考慮更換藥物。

【註】佩吉特病(Paget's Disease)又稱為畸形性骨骼病症，是一種慢性病，由骨骼代謝紊亂引起。主要由於骨質被過量吸收，再加上過量且不規則的骨骼形成，引致骨骼疼痛、骨骼畸形、神經系統及心臟問題。患者的骨骼不斷流失鈣和其他構成骨的物質，骨髓漸漸被纖維組織和增生的血管代替。骨質密度會變得比正常低、但包含的血管會較多，骨頭會逐漸變大，並變得容易折斷。受影響的多是顱骨、脊骨、盆骨、腿骨。

73　降鈣素適合何種骨質疏鬆病人？

　　降鈣素通常推薦用於高轉換型骨質疏鬆病人，尤其是

那些停經早期的婦女，但我們在臨床應用時發現，對停經後期及老年性骨質疏鬆患者，降鈣素的療效要優於停經早期的患者。降鈣素用於骨質疏鬆的防治，既有鎮痛改善活動功能，維持正鈣平衡的作用，又能預防骨質流失，甚至輕度提高骨密度，然而最具臨床意義的是降鈣素可提高骨骼強度，降低腰椎和髖部骨折發生率。我們在進行大量的臨床觀察對比後認為，降鈣素在代謝性骨病鎮痛治療中的地位是無法被取代的，是中度以上骨痛患者的首選藥物，它的快速鎮痛作用可迅速解除患者心理上的恐懼，明顯提高他們的生活品質，增強其戰勝疾病的信心。因為代謝性骨病的治療是一個漫長的過程，醫患之間的默契配合是治療成功最關鍵的要素。

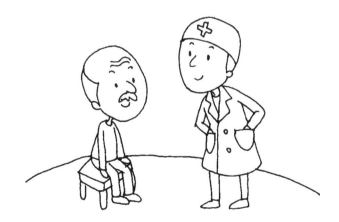

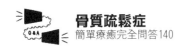

74　降鈣素的「脫逸現象」指的是什麼？

　　降鈣素使用時的「脫逸現象」指的是隨著降鈣素治療時間的延長，其抑制骨吸收的作用逐漸減弱甚至消失的現象。引發這種「脫逸現象」的原因目前仍不清楚。長期使用降鈣素治療時，為避免降鈣素「脫逸現象」的發生，有人認為採用治療 6 個月後，停用 3 個月，然後再用 6 個月的間歇療法治療效果較好。

75　降鈣素臨床應用的安全性如何呢？

　　我們在多年的臨床應用中發現：降鈣素是安全可靠的，少數患者可能會在注射藥物的數小時內出現輕度的皮下血管擴張，如面部潮紅伴熱感，但很快會自行消失。我們主張在使用降鈣素前首先向患者說明可能會出現的情況和相應的措施，以便更好地提高病人的耐受性。

76 降鈣素的種類有哪些？

　　降鈣素是由甲狀腺 C 細胞分泌的由 32 個胺基酸組成的多肽激素。現在臨床上使用較為普遍，但該類藥物易引起過敏反應，使用前應做皮下測試。目前有鮭魚降鈣素、鰻魚降鈣素、人降鈣素和豬降鈣素四種。在骨轉化率高的人和動物實驗中具有抑制破骨細胞形成和抑制骨吸收等作用，同時還能促進骨細胞的形成和增加骨密度。另外，降鈣素有 β_2 內啡肽作用，有治療骨痛作用。故而在治療骨質疏鬆症的全身性疼痛等症狀效果明顯。

　　鮭魚降鈣素，是美國食品藥品管理局批准的一種抑制骨吸收的激素，它是一種安全有效的治療骨質疏鬆和預防停經後椎體骨折的藥物。適應症：骨質疏鬆症伴有骨痛，停經後骨質疏鬆症，高鈣血症，溶骨性癌轉移引起的骨痛等。用法：肌注，每日或隔日 50～100 國際單位；鼻內噴霧劑，200 國際單位／天。鰻魚降鈣素，肌注，10 國際單位／次，2 次／週。肌注 2～3 個月為 1 療程，必要時可連續使用；也可肌注 1 個月，後改為鼻噴半年。

　　美國 1255 名停經後骨質疏鬆症患者為期 5 年的前瞻性研究證明，鼻噴劑降鈣素可以增加椎體骨密度，使由骨質

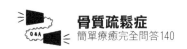

疏鬆引起的椎體骨折患病率降低約 40%，且適藥性好。不良反應：可見噁心、嘔吐，面部潮紅、發熱等。

【注意】：肝功能異常、易發生過敏反應及哮喘患者及孕婦、哺乳期婦女慎用。

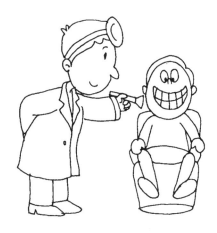

77 雙磷酸鹽類藥物的作用機理包括哪些？

雙磷酸鹽類藥物的作用機理尚不完全清楚，可能有以下幾方面：

①干擾成熟破骨細胞的功能。

②在骨表面維持足夠的濃度，直接影響破骨細胞活化啟動的細胞間過程。

③改變使破骨細胞活化的骨基質性質。

上述三方面互有聯繫，都為雙磷酸鹽直接作用於破骨細胞。不同的雙磷酸鹽的藥理不盡相同。雙磷酸鹽與骨結合後，其作用主要由副鏈決定，含氮類雙磷酸鹽透過抑制焦磷酸鹽合成酶，阻止 GPT 酶信號蛋白的合成從而抑制破骨細胞功能，還可以改變破骨細胞的功能，包括細胞形態、間斷信號、破壞緩衝邊界等。除了抑制破骨細胞活性，含氮雙磷酸鹽還透過抑制破骨細胞聚集、黏附，促進凋亡，減少細胞壽命，從而減少破骨細胞的數量。

另外，此類藥物還透過抑制成骨細胞和骨細胞的凋亡從而增加成骨細胞的數量。不含氮類雙磷酸鹽則是透過合成有毒的、不溶於水的三磷酸腺苷，從而抑制破骨細胞的能量供給，導致細胞凋亡。雙磷酸鹽可減少骨吸收，增加網狀結構及骨量，增加骨密度，增加幅度為 10％～ 30％。雙磷酸鹽還可降低骨轉換，改善骨小梁微結構，提高骨的品質，最終減少骨折的發生率。

口服的雙磷酸鹽在腸道吸收，吸收率很低，僅為 1％～ 10％，阿倫磷酸鈉腸道吸收率通常低於 1％。這是由於磷酸鹽的高負電荷抑制其透過親脂性膜，不能被水解酶溶解而影響吸收。藥物的轉運更可能是透過細胞旁路而不是細胞間途徑。藥物口服後至血漿中被全部清除需 6 ～ 10 小時，

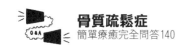
並很快由腎臟排出，排出物仍是雙磷酸鹽。目前未找到該
藥在體內分解代謝的證據。20％～60％吸收的雙磷酸鹽與
啟動的骨礦化表面選擇性地結合，抑制骨吸收。一般給藥
後 24～48 小時可監測到骨吸收相關生化指標的改變。蓄
積在骨中的雙磷酸鹽的半衰期很長，當它所沉積的骨被吸
收時才釋放出來發揮作用，一般為 10 餘年。雙磷酸鹽對骨
吸收的抑制依賴於藥物的劑量、給藥方式、藥物的功效及
所治療疾病的本質等。

78　雙磷酸鹽類藥物可用於各類骨質疏鬆症嗎？

　　骨質疏鬆症 (OP) 是以低骨量及骨組織微結構退變為特
徵的一種全身性骨骼疾病，伴有骨脆性增加，易於發生骨
折。作為一種全身性代謝性疾病，骨質疏鬆症常常「靜悄
悄」發病，並隨著年齡增長，骨量丟失及骨折發生率明顯
增加。骨質疏鬆症同許多牙科疾病的發生與治療密切相關，
如牙周病的發生、發展及治療，義齒修復的設計與療效，
正畸治療，種植義齒修復等等。對於骨質疏鬆症的治療，
雙磷酸鹽類藥物是研究最全面、療效最確切、應用面最廣

的種類，可用於各種類型的骨質疏鬆症治療。

79 雙磷酸鹽類藥物用於骨質疏鬆的有哪些？

（1）**阿倫磷酸鈉**(alendronate)：該藥吸收功效比為1：1000，是目前研究最多、應用最廣泛的雙磷酸鹽類藥物。該藥的三期臨床試驗顯示：與對照組相比，阿倫磷酸鈉可顯著提高椎骨、髖骨的骨密度；減少新的椎骨骨折發生──不管患者之前是否發生過椎骨骨折。在一項利塞磷酸鈉與阿倫磷酸鈉的對比研究中發現：阿倫磷酸鈉無論在提高所有部位的骨密度，包括腰椎、股骨頸及髖骨的骨密度，以及在降低骨轉換指標上，療效均優於利塞磷酸鈉。大量臨床試驗研究發現：那些以前曾發生過骨折的以及骨密度很低的骨質疏鬆患者，經阿倫磷酸鈉治療後，療效最顯著，且在用藥一年內效果即顯現。骨密度在用藥第一年增加最明顯，雖然在後續用藥中，骨密度增加不如第一年顯著，但骨折發生率仍在降低。該藥不僅能降低椎骨骨折發生率，而且能大大降低非椎骨骨折的發生率。

綜合幾項大型藥物臨床試驗顯示：骨密度提高為4%～9%，椎骨骨折減少約50%，非椎骨骨折減少約50%以上，

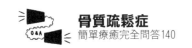

有的高達 80％。阿倫磷酸鈉的推薦口服治療用量為 10 毫克／天或 70 毫克／週；預防用量為 5 毫克／天或 35 毫克／週。有研究顯示：每天用藥與每週用藥其療效沒有差異，但患者對每週用藥的適藥性更好，而好的適藥性會帶來更低的骨折發生率。因此，目前更推薦每週口服阿倫磷酸鈉 70 毫克來治療骨質疏鬆。

阿倫磷酸鈉的臨床實驗顯示，它可使骨質疏鬆患者的脊椎、髖部和手腕部骨折的發生率降低 50%，並能明顯升高骨密度。因此，對於那些骨密度下降，又不願或不能夠接受激素替代治療（HRT）的婦女是一項有效的選擇。

適應症：原發與繼發性骨質疏鬆症，包括停經後骨質疏鬆症和男性骨質疏鬆症，骨質疏鬆及惡性腫瘤引起骨轉移性骨病以及骨折和高鈣血症的預防等。

注意事項：阿倫磷酸鈉必須在清晨吃早飯或喝飲料前 30 分鐘空腹，用一大杯水沖服。在這期間患者必須直立。若預防骨質疏鬆，美國食品藥品管理局（FDA）推薦成人劑量為 5 毫克 / 天，若治療則推薦劑量為 10 毫克 / 天或每週 1 次服 70 毫克，服 6 ～ 12 個月，並應補充足夠的鈣劑。

不良反應：服用後部分患者在治療中出現上消化道不適，尤其是食道綜合症（胸痛、心絞痛、吞嚥疼痛或困難）。

少有報導說阿倫磷酸鈉治療會引起食道潰瘍（可能）。

禁忌症：低鈣血症者，孕婦及哺乳期婦女，嚴重腎功能不全者，不能站立30分鐘者。依替磷酸鈉和利塞磷酸鈉有增加腰椎及髖BMD，減少骨折患病率的作用。依替磷酸鈉需間歇使用，服藥2週（400毫克／天）後停藥11週為1個週期。

（2）利塞磷酸鈉(risedronate)：

該藥吸收功效比為1：5000。一項大型多中心隨機對照藥物臨床試驗顯示：應用利塞磷酸鈉3年，可提高腰椎、髖骨的骨密度約4％，減少椎骨、非椎骨骨折發生率50％～60％。一項骨折干預試驗顯示：骨折危險指數越高的患者，藥物治療的效果越好。利塞磷酸鈉治療和預防停經後骨質疏鬆效果良好。治療和預防口服推薦劑量均為5毫克／天，或者35毫克／週。由於日服與週服療效沒有差異，因此更推薦每週口服1次。

（3）埃本磷酸鈉(ibandronate)：

該藥吸收功效比為1：10000。可口服，也可靜脈給藥是其特點。口服給藥可日服，也可月服，臨床試驗顯示，兩種口服方式均可提高骨密度，降低椎骨骨折發生率，而非椎骨骨折只有日服可降低其發生率。每週口服阿倫磷酸

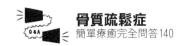

鈉與每月口服埃本磷酸鈉相比，患者更願意選擇後者，推薦劑量為 150 毫克／月。埃本磷酸鈉是目前唯一透過美國食品藥品管理局許可 (2006 年 1 月)，可以靜脈給藥的雙磷酸鹽類藥物。其療效及安全性已得到臨床實驗確認：每 3 個月靜脈給藥 3 毫克比口服給藥可更有效地提高多部位的骨密度，降低骨轉換指標。主要不良反應有輕度的骨、肌肉和關節疼痛，類炎症樣反應及頭痛。這些不良反應可於下次給藥時消失。

另外，依屈磷酸鈉是最早應用於治療骨質疏鬆的雙磷酸鈉類藥物，療效肯定但功效較低，吸收功效比為 1 ～ 1。帕米磷酸鈉吸收功效比為 1：100，由於其高劑量易引起較重的不良反應，限制了該藥的臨床應用。

80　雙磷酸鹽類藥物有哪幾種？

雙磷酸鹽是骨重建中與羥基磷灰石相結合焦磷酸鹽類似物，能刺激成骨細胞生長及減少成骨細胞、成骨母細胞的凋亡；同時抑制破骨細胞增生和刺激破骨細胞分裂。雙磷酸鹽首次合成於 19 世紀，作為藥物應用於臨床是在 20 世紀 60 年代，最早用於治療骨質疏鬆患者是在 70 年代，

而雙磷酸鹽藥物的系統研發開始於 80 年代中期，其第三代藥物阿倫磷酸鈉和利塞磷酸鈉等已被證實是理想的、最有潛力的防治骨質疏鬆症首選藥物之一。現在臨床常用的包括依屈磷酸鈉，替魯磷酸鈉，氯塞磷酸鈉，帕米磷酸鈉，阿倫磷酸鈉，利塞磷酸鈉，埃本磷酸鈉，唑來磷酸鈉。

　　研究發現，血漿和尿中的焦磷酸鹽與骨羥基磷灰石具有很強的親和力，並可減少羥基磷灰石的溶解。但焦磷酸鹽易被體內消化酶破壞失活，如果以 P-C-P 基團取代焦磷酸鹽的 P-O-P 基團，則能增加其對酶的穩定性。P-C-P 基團即為雙磷酸鹽類藥物的主要結構，雙磷酸鹽類藥物的結

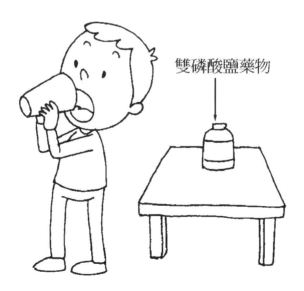

雙磷酸鹽藥物

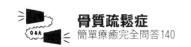

構如下。P-C-P 基團決定雙磷酸鹽類藥物的基本生物活性，即與羥基磷灰石有強親和力。當 R1 是羥基時，可增強與羥基磷灰石的結合力。R2 副鏈決定雙磷酸鹽類藥物的功效，如果 R2 中有氨基則為含氮類雙磷酸鹽，功效強，包括阿倫磷酸鈉、埃本磷酸鈉、帕米磷酸鈉、利塞磷酸鈉和唑來磷酸鈉；如果沒有氨基則為不含氮類雙磷酸鹽，功效較弱，包括依屈磷酸鈉、替魯磷酸鈉和氯塞磷酸鈉。臨床應用的雙磷酸鹽已有三代產品。按照研發時間分類，第一代雙磷酸鹽類藥物有羥乙磷酸鈉和依替磷酸鈉，在治療時可發生骨礦化障礙，現多採用間歇週期性給藥；第二代有氯塞磷酸鈉、氯屈磷酸鹽、帕米磷酸鹽、替魯磷酸鹽，能抑制骨吸收但骨礦化影響小；第三代阿倫磷酸鈉、利塞磷酸鈉、埃本磷酸鈉和卓能屈磷酸鈉，高效抑制骨吸收且治療量不引起骨礦化。由於雙磷酸鹽的腸道吸收僅 1% ～ 5%，故用藥強調空腹且單獨使用，用藥 2 小時後可進餐。

81 雙磷酸鹽類藥物口服時注意事項有哪些？

病人在口服雙磷酸鹽藥物時必須注意以下事項。

（1）**用水送服**：清晨起床後，用 200CC 左右冷開水送服，服後至少 30 分鐘不能躺臥，不能進食任何飲料或食物。長效製劑每週只需服 1 片，可在每週固定一天服用。

（2）**持續用藥**：使用雙磷酸鹽藥物 3 個月後，骨密度才會出現上升改變，故使用雙磷酸鹽藥物要堅持 6 個月以上，以持續用藥 2 年以上為宜。

（3）**不咬碎藥**：服藥時不能咬碎藥片，也不能含服。

（4）**加服元素鈣和維生素 D**：在服用雙磷酸鹽藥物期間，要根據骨質疏鬆症輕重程度加服元素鈣 500 ～ 1000 毫克，同時加服 200 國際單位左右的維生素 D。

（5）**謹慎用藥**：有食道疾病，如胃食道逆流、胃炎、十二指腸潰瘍患者要慎用雙磷酸鹽藥物。患者在用藥過程中，若有胸骨後疼痛、吞嚥困難和胃、十二指腸出血等症狀應立即停藥，查找原因。

（6）**禁忌用藥**：食道狹窄患者、不能站立或不能坐直持續 30 分鐘者、低鈣血症患者，對雙磷酸鹽藥物成分過敏者，禁用雙磷酸鹽藥物。孕婦、哺乳期婦女和兒童不宜使

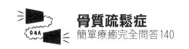

用雙磷酸鹽藥物。

　　需要說明的是，口服雙磷酸鹽藥物發生下頜骨壞死雖然是罕見的，但由於發生原因未明，因此患者應給予重視和關注，一旦出現異常，立即就醫。

82　雙磷酸鹽類藥物的胃腸道反應有哪些？

　　口服雙磷酸鹽類藥物可引起噁心、嘔吐、食道炎、食道糜爛、食道潰瘍，罕見食道狹窄或穿孔、口咽潰瘍、胃和十二指腸潰瘍。主要因為這些胃腸道不良反應，使患者不能持續長期口服雙磷酸鹽類藥物。此不良反應的發生機理可能與雙磷酸鹽類藥物直接刺激或侵蝕性作用有關。阿倫磷酸鈉引起的胃潰瘍多發生在胃竇轉彎處，即藥物停留、溶解的地方。有研究顯示，口服阿倫磷酸鈉、利塞磷酸鈉、埃本磷酸鈉引起胃潰瘍的報導中，阿倫磷酸鈉多於利塞磷酸鈉，而埃本磷酸鈉有較多吞嚥困難的報導。該類藥物對消化道黏膜有刺激作用，並有可能加重潛在的疾病，所以應慎用於患有活動性上消化道疾病的患者，如吞嚥困難、消化道潰瘍或活動性胃腸道出血等。口服該類藥物正確的方式為：用一滿杯水吞服藥物，並且在至少 30 分鐘內及在

當天第一次進食之前不要躺臥，儘快將藥物送達胃部，以降低對食道的刺激。患者不應該咀嚼或吮吸藥片，以防口咽部潰瘍。患者在就寢前和起床前不能服藥。若不遵醫囑就可能增加出現食道問題的危險性。

83 雙磷酸鹽類藥物會引起骨壞死嗎？

在拔牙和(或)局部感染癒合延遲時，會發生罕見的局部下頜骨壞死。大多數與雙磷酸鹽有關的局部頜骨壞死的報導，發生在靜脈輸注雙磷酸鹽的癌症患者。已知的局部頜骨壞死的危險因素包括診斷為癌症，合併其他治療，如化療、放療、皮質類固醇治療、口腔衛生不良，以及合併口腔疾病、貧血、凝血病、感染等。

2004 年 1 項 63 例經雙磷酸鹽治療發生頜骨壞死的報導中，大多數是用帕米磷酸鈉、唑來磷酸鈉靜脈給藥治療多發性骨髓瘤或其他癌症骨轉移或局部頜骨壞死的患者。其中只有 7 例非惡性腫瘤患者。頜骨壞死的臨床表現，類似放射性骨壞死。60％與雙磷酸鹽有關的頜骨壞死發生於拔牙後或牙槽骨手術後，另外 40％ 則是自然發生，但多為戴義齒的患者，義齒可能造成局部創傷。目前，骨質疏鬆

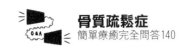
治療中，與雙磷酸鹽有關的頜骨壞死的發生機理尚不清楚。

有學者提出假說，認為雙磷酸鹽可能透過不同機理影響骨血管。

其一，**雙磷酸鹽抑制內皮細胞功能，增加凋亡，從而減少血管形成。**

其二，**雙磷酸鹽有顯著減少血管內皮生長因子的作用**，因此具有潛在的抗血管形成的作用。另外，與齲齒、牙周疾病等相關的口腔細菌很容易侵犯到頜骨，因為只有很薄一層黏膜阻隔頜骨和口腔。因此建議牙醫：對於正在進行雙磷酸鹽藥物治療的患者，特別是經靜脈給藥者，應盡量避免拔牙或頜骨手術等侵入性的口腔治療。內科醫生在開始雙磷酸鹽類藥物治療前，應建議患者行口腔檢查及治療，包括拔牙及頜骨手術、牙周病治療、齲齒及牙髓疾病的治療。

在一項長達 10 年有 17 萬人參與的全球口服雙磷酸鹽藥物的跟蹤研究中，沒有發現下頜骨壞死病人。口服雙磷酸鹽藥物已有 10 餘年歷史，也未發現下頜骨壞死病人。實驗證明，使用口服雙磷酸鹽藥物治療骨質疏鬆症是十分安全的。

84 雙磷酸鹽類藥物會過度抑制骨轉換嗎？

雙磷酸鹽，特別是阿倫磷酸鈉強力抑制骨吸收且半衰期很長，因此長期使用應注意影響骨強度。在動物實驗中，阿倫磷酸鈉和利塞磷酸鈉可能抑制正常的微損傷的修復，導致微損傷的累積。而這種累積是否會增加骨折發生率，正反兩方面的結果都有。

另外阿倫磷酸鈉引起的慢性過度抑制骨轉換，可能會導致繼發性礦化的繼續，形成脆性較大的過度礦化骨。在藥物臨床試驗中，應用阿倫磷酸鈉 7 年，6 ～ 7 年時的椎骨骨折多於 1 ～ 3 年時，儘管其脊柱的骨密度增加了。長期應用阿倫磷酸鈉停藥後，至少 5 年其骨轉換指標仍為顯著抑制。

不管怎樣，已有的臨床試驗結果顯示：應用雙磷酸鹽或合併使用其他抗吸收藥物 10 年所引起的對骨轉換的嚴重抑制，並未造成骨折。有關過度抑制骨轉換的相關研究還需要大量病例的臨床試驗。

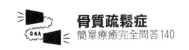
85　唑來磷酸有什麼特點？

　　唑來磷酸（商品名：密固達）是迄今世界範圍內獲准治療骨質疏鬆症的第一個和唯一一個1年使用1次的藥物。唑來磷酸和其他雙磷酸鹽類藥物一樣能透過改變破骨細胞活性及功能而抑制骨再吸收並提高骨礦物密度。唑來磷酸為每100CC5毫克溶液製劑，2007年8月首次獲得美國食品藥品管理局批准，目前在歐美的獲准適應症已擴展到治療停經後婦女和處在骨折風險中的男子骨質疏鬆症，包括用於減少近期已發生過1次髖部骨折的停經後婦女和男子的新臨床骨折風險。患者在接受唑來磷酸靜脈內推注時應適當水化，尤其在當其還聯用可能影響腎功能或引致脫水的藥物時更需如此。接受治療者也可按需服用鈣劑和維生素D。唑來磷酸用於老年或肝功能受損人群時不需劑量調整，但禁用於呈嚴重腎功能衰退（肌酐廓清率＜4毫升/分）或伴低血鈣症患者。靜脈內推注給藥的唑來磷酸（密固達）因能以1年1次頻率方便用藥，可提高適藥性，確保療效。

　　唑來磷酸治療也存在一些安全性顧慮，其中有提高心房纖維性顫動的風險、頜骨壞死等，另外還可致持續1～

3 日的輕度類流感症狀。

86　對早停經或人工停經的女性如何使用雌激素治療？

　　有研究發現，早停經或人工停經的女性發生骨質疏鬆症的危險性以及併發骨折的危險性明顯高於正常停經女性，而且停經時間越早，危險性越高。因此專家們建議：對人工停經患者應及時使用雌激素替代療法，治療可以從手術後的第二天就開始。對早停經患者應首先治療早停經。如經過 3 ～ 6 個月的綜合治療，患者月經仍未恢復，則應開始雌激素替代治療。

87　何為停經後骨質疏鬆症的激素替代療法？

　　停經後骨質疏鬆症是由於卵巢功能衰退，血內雌激素含量降低，骨吸收及骨形成均加速，骨吸收過程短而骨形成過程長，造成高轉換型骨質流失，以致骨小梁斷裂、穿孔所致。1941 年 Albright 提出雌激素降低時，尿鈣排出增多，提示雌激素可以預防停經後骨質疏鬆症。以後，由於

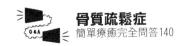
單用雌激素致子宮內膜過度增生，使子宮內膜癌發生率增加，因此提出雌激素合併小劑量孕激素治療骨質疏鬆症，並統稱為激素替代療法 (HRT)。

88　所有停經後女性都可用雌激素替代療法防治骨質疏鬆症嗎？

不是所有停經後女性都可以使用雌激素替代療法的。

雌激素替代療法的禁忌症：

①已知或懷疑妊娠。

②原因不明的陰道出血、子宮內膜增生。

③已知或懷疑患有乳癌。

④已知或懷疑有與性激素相關的惡性腫瘤。

⑤最近 6 個月內患有活動性靜脈或動脈血栓性疾病。

⑥患有嚴重的肝、腎功能障礙。

⑦患有血栓症、耳硬化症、系統性紅斑狼瘡。

⑧與孕激素相關的腦膜瘤。

雌激素替代療法的慎用情況：

①子宮肌瘤。

②子宮內膜異位症。

③尚未控制的糖尿病和嚴重的高血壓。

④有過血栓史或血栓形成傾向。

⑤膽囊疾病、癲癇、偏頭痛、哮喘、高泌乳素血症。

⑥乳腺良性疾病或有乳癌家族史。

　　正確應用雌激素替代療法的關鍵是嚴格掌握其適應症、禁忌症，恰當選用雌激素的劑型、劑量，嚴密觀察其耐受性和不良反應。任何有骨質疏鬆症的中老年婦女，在接受雌激素替代治療之前，都必須進行有關的檢查，以排除其治療禁忌症。當確認患者沒有治療禁忌症之後，醫生根據雌激素替代療法的應用原則和患者的各項指標，制訂出安全的治療方案。

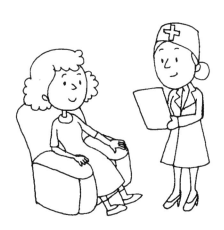

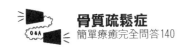

89　什麼時候開始雌激素治療為佳？

停經後最初 3 ～ 5 年，為骨高轉換時期，骨質流失速度最快，平均每年丟失 2% ～ 3% 或更多，以後逐漸下降至 1% 左右。因此，一旦確診需要用雌激素補充治療者，應爭取儘早應用，一般以停經後立即使用為宜。

用藥時間至少持續 5 ～ 10 年或更長。在停經後 3 年內開始使用，丟失的骨量尚可恢復。停經 6 年後開始治療，則難以使骨量恢復，但可防止骨量進一步流失，減緩或延遲骨質疏鬆的發生或發展。對 70 歲以上老年骨質疏鬆症患者不宜用雌激素治療，因為老年性骨質疏鬆屬低轉換型，屬老年退化性改變，補充雌激素作用不大。

90　常用的雌激素製劑如何分類？如何使用？

雌激素製劑可分為天然、半天然、合成及半合成幾種。以天然雌激素為優，短效優於長效，現分別介紹如下。

（1）結合雌激素（商品名為倍美力）：是由雌二醇及雌酮組成。雌激素為水溶性，胃腸道吸收好，經肝臟滅活及代謝，透過腎臟排出。能有效地防治骨質疏鬆，改善雌

激素不足引起的症狀，如更年期綜合症。每片含結合雌激素 0.625 毫克，每日服半片至 1 片，連服 21 ～ 22 天，停藥 10 天。於用藥第 11 天加用孕激素，如安宮黃體酮 (甲羥孕酮)1 日 4 ～ 6 毫克，共用 10 ～ 12 天，以防止子宮內膜增生過長，停藥後可能出現少量撤藥後陰道流血。

（2）**尼爾雌醇**：是雌三醇的長效衍生物。對子宮內膜作用較陰道弱。有三種含量的片劑，即 5 毫克、2 毫克及 1 毫克。用法：每月口服 2 ～ 5 毫克，分 1 ～ 4 次給藥。連服 3 ～ 6 個月後，加用安宮黃體酮 1 日 4 ～ 6 毫克，共 10 ～ 12 天。停藥後可能出現少許陰道出血。

（3）**利維愛**：此藥兼有雌激素、孕激素、雄激素的作用。口服後能完全被胃腸吸收，療效較好，副作用少。每日服 2.5 毫克，經臨床觀察，連續 6 年未見子宮內膜增生，而且不引起陰道出血。劑量：每日 1 片，每片 2.5 毫克。

（4）**蓋福潤**：為一種雌激素與雄激素複合物。每片含乙炔雌二醇 (炔雌醇)0.0025 毫克，甲基睪丸素 (甲睪酮)0.625 毫克，膦酸氫鈣 125 毫克，氧化鋅 0.25 毫克，以及維生素 D 250 國際單位。用法：每日 2 片，連服 20 天為 1 療程，長期服用可預防骨質疏鬆。

（5）**戊酸雌二醇**：國產主要是油溶長效針劑，肌注 5

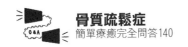
毫克,每 3～4 週 1 次。口服製劑為 1 日 2 毫克。

（6）其他：

1. 乙炔雌二醇：半合成雌激素。用法：1 日 5～15 毫克，連服 20～22 天後，加孕激素 10 天。

2. 己烯雌酚：1 日 0.126～0.5 毫克，連服 20～22 天，停藥 7 天。長期服用可致肝功能受損。

3. 氯烯雌酚醚 (氯烯雌醚)：藥效不及己烯雌酚 1/3，但副作用少。用法：每晚 4 毫克，每月用藥 24 天，停藥 6 天，能抑制骨吸收。

4. 雌激素經皮製劑：有皮膚貼劑和皮膚凝膠製劑。每週用藥 1～2 貼。皮膚凝膠，每日塗抹 2.5 克（含雌二醇 1.5 毫克），塗抹 2 分鐘後乾燥，副作用少。

91　性激素治療有什麼注意事項？

性激素類藥物是治療停經後骨質疏鬆症和老年性骨質疏鬆症的常用藥物，在使用中需注意如下問題。

(1) 性激素藥物使用前應做全面的身體檢查，包括乳房、骨盆腔、子宮頸抹片、血脂、血糖、肝功能、心臟、血壓及膽囊等檢查。

(2) 必須在醫師的指導下使用，以免出現不必要的副作用及對身體產生危害。

(3) 用藥的劑量要適當，劑量過大易對機體產生副作用，劑量過小，又不能產生減少骨量丟失、防治骨質疏鬆症的作用。

(4) 用藥的時機要掌握好，婦女在停經後的 3 年內開始用雌激素對預防骨質疏鬆症的效果好，而 3 年以後才開始用藥，效果就差些。

(5) 選擇性激素類藥物時注意用藥者的性別，男性可用甲基睪丸素，女性則選用雌激素或雌激素與孕激素合用。

(6) 用藥後要定期做檢查，開始用藥的 1 ～ 2 年復查骨密度 1 次，尤其注意對子宮內膜和乳房的監測，定期行超音波檢查，了解子宮內膜厚度與形態變化。若子宮內膜厚度大於 5 公釐或反覆不規則出血者，應及時去醫院就診，防止因治療不當而誘發子宮內膜癌及乳癌。

(7) 性激素類藥物與鈣劑、維生素 D 等其他藥物合用，效果更佳。另外，使用性激素時應當強調個體化治療原則，即每個人可能需要不同的劑量，對每個人都應選擇最小的有效劑量。

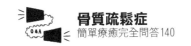

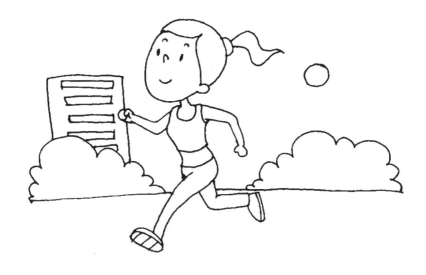

92　激素替代療法與骨密度有何關係？

　　在很長一段時間內，雌激素已被認為是婦女骨質疏鬆症的一線治療藥物。在婦女停經早期，雌激素使用 1 年提高脊柱骨密度 3％～ 4％，與髖部骨密度升高程度一致，類似於阿倫磷酸鈉的作用。與骨磷、降鈣素或骨磷合併降鈣素的治療比較，激素替代療法被認為是對停經後婦女骨量減少最有效的治療。

93 激素替代療法副作用有哪些呢？

（1）**陰道出血**：是激素替代療法 (HRT) 治療中較常見的現象，往往也是病人停藥的原因之一。與用藥方法如週期序貫療法或連續序貫療法有關，出血時間 2～4 日，出血量不多。此時可改變用孕激素的時間或減少雌激素的藥量。如每個月規則出血可繼續給予觀察。也可行超音波檢查，了解子宮內膜厚度，必要時診療。

（2）**子宮內膜癌**：長期使用雌激素可使子宮內膜呈增生反應，並可演變為子宮內膜癌。但近年來大量研究結果

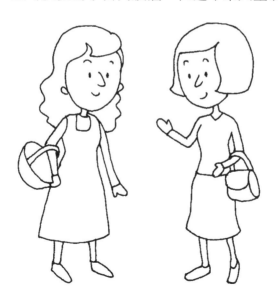

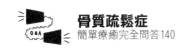

發現，加用孕激素後子宮內膜癌的發生率有了明顯下降。有學者報導，在 HRT 期間發生的子宮內膜癌病人，腫瘤分化好，分期早，極少侵犯肌層，其手術預後較未用 HRT 要好。

（3）乳癌：對 HRT 與乳癌的關係一直有不同的觀點。多數學者認為停經後婦女長期使用 HRT 不增加乳癌的發病，反而會降低其危險性。已患乳癌病人行 HRT 有風險，但如果更年期症狀重，可陰道給雌激素或單純口服孕激素。另有不少研究觀察認為，良性乳腺疾病婦女使用 HRT，亦不增加乳癌的發病率。

94　激素替代療法對心血管疾病有何影響？

在過去，大部分預防研究發現，停經後長時間用激素替代療法 (HRT) 發生冠心病疾病的危險性降低，但也有顯示 HRT 對心血管疾病的發生存在潛在風險。有學者對 70533 名停經後婦女隨訪 20 年的一項前瞻性、觀察性佇列研究，結果顯示：當所有的心血管危險因素被考慮，HRT 治療人群包括短時期使用後顯示主要冠心病罹患的險低於從未用過 HRT 者。因此停經後激素治療對既往沒有心臟病

史者，可減少心血管疾病發生的危險性。

此外，口服 0.3 毫克／天結合雌激素減少心血管疾病的危險程度類似於 0.625 毫克 / 天的標準量。然而，0.625 毫克／天甚至更多的雌激素以及伴隨孕激素的雌激素則可能增加腦中風的危險。

95 激素替代療法會增加乳癌風險嗎？

雌激素對子宮內膜癌的影響可被孕激素所抵銷。而另一重大副作用則是發生乳癌危險性增加。雌激素對乳癌的影響早在 1886 年被發現，是透過乳癌患者卵巢切除後病情減輕而獲知的。對乳癌病因中卵巢激素的重要影響性進一步被肯定，發現發生乳癌危險性與婦女停經時間、第一次分娩時間及停經期長短有關。

一些研究顯示，婦女較晚停經 (年齡大於 55 歲) 發生乳癌危險性是早停經婦女 (年齡小於 45 歲) 的 2 倍，是那些早期手術干預切除雙側卵巢者發生乳癌的危險性的 3 倍。現已證實，乳腺組織有雌激素受體是乳癌的易患因素。口服、經皮吸收及植入雌激素者乳癌發生的相對危險明顯增加。目前使用者中，每種激素替代療法 (HRT) 導致乳癌的

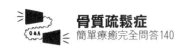

危險隨 HRT 總劑量增加而增加。

因此，該研究認為目前使用 HRT 與增加乳癌發生和死亡有關，雌孕激素混合使用較其他種類 HRT 更大。

96 激素替代療法在應用中要注意什麼？

在激素替代療法 (HRT) 中要嚴格挑選適應症，應個體化地權衡利弊，加強隨訪，以期減少風險。例如對於無雌孕激素使用禁忌症的停經後婦女，伴有更年期症狀或有泌尿道萎縮帶來的痛苦，及需要治療骨質疏鬆症者 (骨量低、有骨質疏鬆症高危因素)，停經早期開始激素替代療法，既能有效緩解停經期症狀又能阻止在停經早期的骨量的快速丟失，因此受益最大。等症狀消失後，應改用其他藥物。

那麼，停經後骨質疏鬆的激素替代治療應注意什麼？

為達到預防和治療停經後骨質疏鬆的目的，應盡早使用雌激素為宜，目前主張在停經前期開始激素替代治療。雖然在停經後任何階段使用雌激素均能預防、減少骨量丟失，對防治骨質疏鬆有作用，但骨量丟失後骨小梁結構遭到破壞，無法修復。HRT 使用時間，至少 5 ～ 10 年，甚至終生。

　　停經後骨質疏鬆激素替代治療的適應症為：有停經症狀；低骨量及停經後快速骨量丟失者和有骨質疏鬆發生的高危因素者（如初潮晚、停經早、攝入鈣低、長期用糖皮質激素）。激素替代治療的絕對禁忌症有：雌激素依賴性腫瘤（如子宮內膜癌、乳癌）；近 6 個月患有明確的血管栓塞病，嚴重肝、腎功能障礙；不明原因陰道出血。

　　相對禁忌症為：患有嚴重缺血性心臟病、高血脂症、慢性肝病、偏頭痛、癲癇和子宮肌瘤等。

　　治療時的注意事項：HRT 劑量原則上選用最小有效劑量以避免和減少副作用。不能對所有的病人採用同一種劑量，應根據療效及副作用進行調整，要求劑量個體化。雌激素補充的有效劑量以維持血 E_2 濃度 60 皮克 /CC 左右，$E_2 >$ 150 皮克 /CC 並不增加其效應。停經後，雌孕激素聯合使用比週期序貫療法要好。

97　激素替代療法的臨床應用對策？

　　停經後婦女採用激素替代療法 (HRT) 治療及治療的成敗取決於因病和因人而異的治療方案，其基本處方：

　　第一，首先對病人既往史的認真詢問和檢查結果的仔

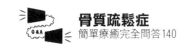

細分析，以決定病人是否有激素替代療法的適應症或禁忌症，並且有助於確定所選用的治療藥品和劑量。如有禁忌症，醫師要告訴病人，並予以認真考慮。

第二，選擇治療藥品時，要問病人是否能接受有出血的治療，因意外出血是病人終止治療最主要的原因，一些可能發生的副作用主要由劑量過大引起，一旦劑量降低，副作用可馬上消失。副作用大多發生於治療的前 6 週，因此要在 6 週後對病人進行隨訪。

第三，治療開始後應以最低的有效劑量給藥。如果效果不好，或無效，可酌情增加劑量，但要在開始治療 6 週以後，劑量以 30% 或 50% 的幅度增加。

第四，如果病人有子宮，必須週期性地加服孕激素，每次至少 10 天，以保證一個穩定的週期。對停經後婦女可用複合雌-孕激素連續給藥以保持閉經狀態。加服孕激素有可能降低子宮內膜、卵巢、直腸癌，甚至乳癌的危險。如果病人已切除子宮就無需加服孕激素。

第五，用超聲波對子宮內膜進行測量之後，如果厚度大於 8 公釐，那就必須加服孕激素。如果病人對孕激素的耐受性不好，可於晚上服用或只是每 3 個月服用 1 次。

第六，對於某些高危病人（如有栓塞或肝病史等），

最好採用低劑量雌激素或非腸道吸收形式給藥。

第七，常規婦科檢查最好每 6 個月進行 1 次。如有不明原因的陰道出血，需進行超聲檢查，並要考慮診療。

停經後骨質疏鬆的治療還包括骨質疏鬆的基礎及常規療法。

98 雄、雌激素對男性骨質疏鬆症有何作用？

美國國立衛生研究院（NIH）2001 年提出，骨質疏鬆症是以骨強度下降、骨折風險性增加為特徵的骨骼系統疾病。骨強度是指骨密度和骨品質。以往骨質疏鬆症被視為女性疾病，男性骨質疏鬆症常被忽視，大量男性骨質疏鬆症患者未得到及時診斷和治療。雖然近年來針對男性骨質疏鬆症的研究逐漸增多，但其發病機制、診斷和治療標準至今缺如。雄激素和雌激素是人體內主要的性腺類固醇激素，在男女性血液中均存在。雄激素和雌激素在男性骨質疏鬆症中均發揮非常重要的作用。一般認為雄激素與成骨細胞的分化有關，雌激素可能與骨吸收的調節有關。

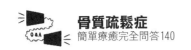

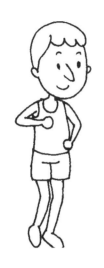
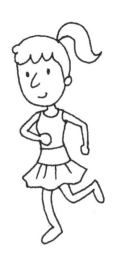

99　植物雌激素對骨質疏鬆有何影響？

　　植物雌激素主要有三類：異黃酮、香豆素類和木脂體類。它們都是雙酚化合物。異黃酮類中研究較多的是染料木黃酮和大豆異黃酮，主要存在於大豆及豆製品和其他豆科類植物中。香豆素類主要存在於黃豆芽、綠豆芽中。木脂體類是植物細胞壁中木質素形成的基礎，含油種子如亞麻籽含木脂體較高。

　　流行病學研究顯示，食用豆類產品豐富的日本婦女停經後骨質疏鬆症的發病率明顯低於西方飲食者，推論這與豆類食品對骨的保護作用有關。臨床試驗發現，大豆異黃

酮能夠防止停經期婦女腰椎骨礦含量及骨密度的下降，而大豆蛋白則不能。植物雌激素增加骨密度、抑制骨吸收的作用機制可能是透過雌激素受體、細胞激酶、細胞信號傳遞系統或局部細胞因子途徑，對骨發揮保護作用。

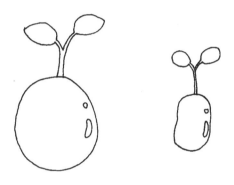

　　另外，植物雌激素還可能降低骨組織對副甲狀腺激素的敏感性，阻止細胞介素 -1 等骨吸收介質的釋放，或直接調節成骨細胞與破骨細胞的活性，但確切的作用機制還需要進一步從細胞量、分子量探討。

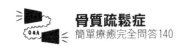
100　雄激素缺乏與男性骨質疏鬆症有關係嗎？

　　雄激素是由睪丸和腎上腺分泌的 C-19 類固醇。男性體內主要的性腺雄激素是睪酮，其分泌量呈規律性變化，進入青春期後睪酮分泌量逐漸增高，在 20 ～ 30 歲達到最高峰，其血濃度為 600 ～ 700 納克／分升。隨著年齡成長，男性體內睪酮分泌量逐漸下降，80 歲以上男性中約 30% 存在雄激素缺乏，其睪酮血濃度為 450 ～ 500 納克／分升。血中睪酮以游離或與蛋白結合兩種形式存在，與蛋白結合的稱為蛋白結合型，約佔總量的 98%，其中與性激素結合球蛋白 (SHBG) 結合者為特異性結合。蛋白結合睪酮與游離睪酮均具有生物活性，兩者均稱維生物活性睪酮。

　　青春期時雄激素促進骨骼生長和骨礦物質沉積，成年後雄激素透過促進骨形成和抑制骨吸收來維持骨量和調節骨代謝，對男性骨質穩定的維持具有重要作用。雄激素可能透過 3 條途徑作用於骨。

　　①直接與雄激素受體結合發揮作用。人體內成骨細胞和破骨細胞上都有雄激素受體，主要位於細胞核內及核周圍。

　　②在還原酶的作用下，睪酮先轉化為與雄激素受體有

高親受性的雙氫睪酮，再與雄激素受體結合而發揮作用。雙氫睪酮是人類骨細胞中親受性最強的雄激素受體結合配體，作用於成骨細胞可使雄激素受體數量增加 2 ～ 4 倍，雄激素與成骨細胞的結合力也相應增加 4 倍

③雄激素經芳香化轉變成雌激素，然後與雌激素 α-受體 (ER α) 結合，參與骨的生理調節。雌激素 β-受體 (ER β) 與男性骨質疏鬆症的發病不相關。

101 雌激素缺乏與男性骨質疏鬆症有關係嗎？

正常男性 80％的雌激素主要來自芳香化睪酮和雄烯二酮，另有約 20％的雌激素直接由睪丸分泌。先天性芳香酶缺乏的青春期男性經雌激素治療後骨骺閉合得到改善，證明雌激素和雄激素共同促進青春期男性骨骼的生長。成年人雌激素透過與成骨細胞受體結合，間接調控成骨細胞功能，對骨重建和降低骨吸收具有重要作用。許多調節骨吸收的細胞因子與成骨細胞上的受體結合可能導致可溶性因子的釋放，進而作用於成骨細胞，調整其活性和數量。

雌激素對骨代謝的作用機制仍不明確，可能透過如下途徑發揮作用：

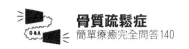

①影響一些骨代謝的局部調節因子，如 IL-1、TNF、TGF-β 等，從而影響骨代謝。雌激素指數降低時體內 IL-1、TNF 指數升高，促進破骨細胞增殖、分化、融合，骨吸收增加，骨代謝偶聯失衡，從而導致骨質疏鬆。雌激素指數升高時，刺激護骨素和 TGF-β 的分泌，刺激骨形成。②降低骨骼對副甲狀腺激素的敏感性，當雌激素不足時副甲狀腺激素加快骨吸收。③增加降鈣素的合成。降鈣素可抑制破骨細胞的活性。④增強腎臟1α-羥化酶的作用，提高體內維生素 D 含量，促進腸鈣吸收，降低腎排鈣量。⑤雌激素直接透過骨細胞上的雌激素受體產生作用。

傳統觀念認為，雄激素對男性骨質疏鬆症具有主導作用。目前越來越多的證據顯示，雌激素對男性骨質疏鬆症同樣發揮不容忽視的作用，甚至可能比雄激素更為重要。雌激素在調節骨吸收方面具有主導作用。正常老年男性體內睪酮起降低護骨素的作用，雌激素則反之。

研究顯示，男性體內生物活性雌二醇濃度下降會導致骨轉換加快和骨密度降低。男性體內大部分雌激素來自芳香化酶的雄激素，當體內芳香化酶缺陷時，雖然睪酮指數仍處於正常標準，但雌激素指數常常低下，並引起嚴重的骨質疏鬆症。正常男性血清中雌激素濃度為 66～147 皮摩

爾／升，當血中雌激素濃度低於 40 皮摩爾／升時，骨質疏
鬆症和骨質疏鬆性骨折的發生率大大提高。有研究發現，
男性原發性骨質疏鬆症患者的骨吸收大於骨形成，其原因
可能與血中雌二醇值降低有關。

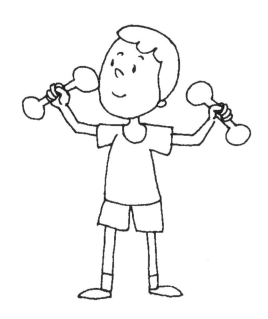

102　睪酮替代療法能提高骨密度嗎？

　　男性骨密度與其血中睪酮指數高低呈正相關，睪酮缺
乏是男性骨質疏鬆症的重要原因之一。體內雄激素含量下

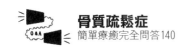

降引起骨吸收增多、骨形成減少，骨代謝處於負平衡狀態，導致骨密度降低。動物實驗證實，雄性大鼠去睪丸後血中睪酮濃度迅速降低，導致骨密度和骨品質顯著降低。除去睪酮引起的雄激素減少外，更多的是增齡引起的生理性雄激素減少。

研究顯示，雄激素透過刺激成骨細胞增殖和發育來促進兒童的骨骼生長，在男孩骨骼成熟中具有重要作用；成年後雄激素則透過刺激骨形成和抑制骨吸收，對促進骨生長和提高骨密度產生重要作用。可見，雄激素缺乏會導致骨代謝障礙，進而發展為骨質疏鬆症。所以說，睪酮和骨質疏鬆關係密切，部分患者經睪酮替代治療能提高骨密度。

103　男性骨質疏鬆症如何應用睪酮替代療法？

有研究發現，對性腺功能減退的男性骨質疏鬆症患者採用睪酮替代療法 (TRT) 治療後，其骨密度明顯升高，腰椎骨密度值比安慰劑組高 8.9％。有研究顯示，弱雄激素脫氫表雄酮 (DHEA) 可使女性骨密度增加，但這種有益作用尚未在男性中得到證實。因此，目前 TRT 僅適用於雄激素缺乏引起的男性骨質疏鬆症，患者是否採用 TRT 治療取決

於體內睪酮的含量高低。男性骨質疏鬆症患者血中總睪酮
≤ 10 毫摩爾／升、游離睪酮≤ 2.1 毫摩爾／升、生物可利用
睪酮≤ 3.5 毫摩爾／升時，可考慮採用 TRT 治療。目前並不
推薦採用睪酮或其他雄激素替代療法來改善骨健康，雄激
素替代療法預防和治療原發性男性骨質疏鬆症的價值仍有
待更全面的臨床研究評估。TRT 的不良反應主要是引發前
列腺疾病和心臟病的危險 (等於或超過其療效)，還有肝臟
毒性、易患紅血球增多症和前列腺癌等。前列腺增生患者
應慎用 TRT，而前列腺癌、紅血球增多症、肝臟疾病患者
應禁用 TRT。應嚴格把握 TRT 應用指征，採用個體化治療
方案，在測定血中雄激素和雌激素指數後再決定是否採用。

104　男性骨質疏鬆症可用雌激素替代療法嗎？

　　自 1937 年德國學者提出採用雌激素替代療法 (ERT) 治
療骨質疏鬆症並沿用至今已有 70 餘年，國內外學者視 ERT
為保護停經後婦女骨健康的權威標準。睪酮水準正常的男
性骨質疏鬆症患者經睪酮替代療法（TRT）治療後僅脊椎
骨密度增加，而骨密度增加僅與雌二醇相關，與睪酮不相
關。可見，睪酮的治療作用是間接的，它在芳香化酶的作

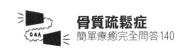

用下轉變為雌二醇才有作用。研究顯示，雌激素缺乏導致男性骨質流失，採用低劑量的雌二醇或選擇性雌激素受體調節劑治療後，其骨密度顯著升高。選擇性雌激素受體調節劑是人工合成的類雌激素化合物，與雌激素受體具有高度親受性，可選擇性地作用於不同組織的雌激素受體，在骨組織上發揮雌激素樣作用，但不引起女性化不良反應。

有文獻報導，血漿基礎雌二醇值低於 30 皮克 /CC 的男性骨質疏鬆症患者採用選擇性雌激素受體調節劑雷洛昔芬治療 6 個月後，尿中骨吸收標記物減少，顯示雷洛昔芬對性腺功能低下和雌激素指數低下的男性是有益的。有學者認為，雷洛昔芬的確切作用機制可能與其能夠選擇性阻斷雌激素受體構象的改變，從而對不同雌激素受體表現出激動或抑制的作用有關。目前 ERT 治療男性骨質疏鬆症僅見於文獻報導，其有效性和安全性尚需進一步研究。

105　選擇性雌激素受體調節劑有哪些？

選擇性雌激素受體調節劑是一類人工合成的非激素製劑，其化學結構類似於雌激素，可與雌激素受體結合，選擇性地作用於不同組織的雌激素受體，可抑制骨吸收，降

低尿鈣，改善體內鈣平衡。

目前已上市的藥物有他莫昔芬、雷洛昔芬、艾多昔芬等。雷洛昔芬是第一個被美國食品藥品管理局批准用於預防和治療停經後骨質疏鬆的選擇性雌激素受體調節劑，其顯著優點是不增加子宮內膜厚度，不引起陰道出血。罕見的不良反應是深靜脈栓塞。

106 選擇性雌激素受體調節劑對骨、子宮、乳腺有何作用？

選擇性雌激素受體分別產生類雌激素或拮抗雌激素作用。

（1）**對骨的作用**：能抑制破骨細胞對骨的吸收，增加骨密度。

（2）**對子宮的作用**：無刺激作用，不引起子宮內膜增生，不會引起子宮內膜癌。因此，選擇性雌激素受體調節劑的安全性明顯優於雌激素。

（3）**對乳腺的作用**：選擇性雌激素受體作用於乳腺的雌激素受體，發揮抗雌激素作用，因此不會引起乳腺增生而演變為乳癌。相反，還有治療乳癌的作用。選擇性雌激

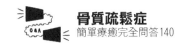

素受體調節劑中的他莫昔芬和雷莫昔芬最先是作為治療乳癌才被發現和應用的。但是，選擇性雌激素受體調節劑不能解除停經期的潮熱、出汗等症狀，也無雌激素防止泌尿生殖道萎縮後產生炎症的作用。

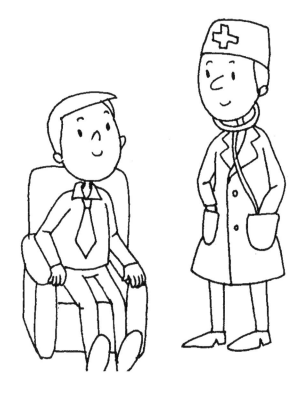

107　雷洛昔芬的作用及不適應人群有哪些？

　　雷洛昔芬是一類選擇性雌激素受體調節類的化合物（SERMS），對骨骼有雌激素刺激劑作用，能抑制骨吸收，減少骨量丟失；而在乳腺和子宮等器官上卻表現為雌激素拮抗劑的作用。在一項平均年齡為 66 歲，患有骨質疏鬆症或伴有骨折的骨質疏鬆症的 7705 名停經後婦女參加的研究中，用雷洛昔芬治療 1 年後，椎體骨折的發生率降低 68%。在 3 年的治療中，鹽酸雷洛昔芬降低椎體骨折的風險率達 55%，在已有嚴重椎體骨折的患者中降低非椎體骨折的風險率達 47%。鹽酸雷洛昔芬已被證實降低了浸潤性乳癌及腦中風的風險，也降低了有心血管疾病高危因素及冠心病患者的心血管疾病風險。可以提高骨密度，保持正常的骨品質。此外，它對心血管和乳腺組織還能夠提供保護作用。推薦劑量：60 毫克 / 天，隨時服用，不受進食影響。

　　臨床研究發現，鹽酸雷洛昔芬可能增加深靜脈血栓的危險（在亞洲和中國人群中尚未發現），因此它不能用於有靜脈血栓（VTE）史的患者。另外，發現它可能增加潮熱的發生（超過安慰劑的 6%），因此也不能用於治療更年期綜合症。這些都特別值得在臨床應用中注意。亞洲 10 國

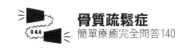

的隨機雙盲對照臨床試驗表明，鹽酸雷洛昔芬口服 60 毫克
/ 天能顯著增加停經後骨質疏鬆（PMO）婦女腰、髖部位
骨礦密度（BMD），降低骨轉換率，未發現靜脈血栓栓塞
事件。因此，該藥是一類有發展前景的防治停經後骨質疏
鬆的藥物。

108　骨形成促進劑包括哪些？

該類藥物刺激骨細胞的活性，使新生骨組織及時礦化
成骨，增加骨密度，降低骨脆性。臨床主要應用的藥物有
氟化物、副甲狀腺激素片段、他汀類藥物、雄激素及同化
類固醇等。

109　氟化物現在還廣泛使用嗎？

氟化物是第一個用於停經後骨質疏鬆症的骨形成促進
劑，用氟化物治療骨質疏鬆已有 40 年的歷史，但目前應用
並不廣泛。原因之一是在早期的臨床研究中發現應用氟化
物治療的患者椎體骨折的發生率並未減少。近年臨床研究
顯示，劑量適當的氟化物能在提高骨密度的同時降低骨折

率。也就是說，雖然氟化物能顯著提高骨密度，但是臨床資料也證實，如使用量過高，隨之骨脆性也增加，骨折發生率反而增加。現應用於臨床的藥物有單氟膦酸鹽、膦酸氟二鈉等。氟化物的作用與劑量呈相關性，低劑量（小於30毫克／天）能促進骨形成提高骨密度，但較大劑量時對成骨細胞有毒性作用。因此使用該類藥物時應注意劑量並監測血氟濃度以保證用藥的安全性。

　　氟化物與抗骨吸收藥物如雙磷酸鹽類或雌激素受體調節劑雷諾昔芬聯合應用，在升高骨密度、減少骨折發生率方面明顯優於單獨用藥。

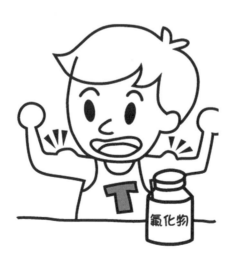

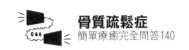

110　氟化物加鈣對骨量和骨代謝有何影響？

氟化物加鈣對骨量和骨代謝的影響是氟離子透過刺激成骨細胞的有絲分裂，使成骨細胞數增加，促進骨的形成。此外，氟化物還具有抗骨吸收的作用。氟離子與骨的親和力比羥離子強，能取代羥磷灰石中的羥離子，形成氟磷灰石，其結晶性增強，使骨礦物質的溶解度降低，抑制破骨細胞對骨的溶解，能穩定和增加中軸骨的骨量，提高骨密度，減少骨折的發生。

111　副甲狀腺激素使用時應注意什麼？

副甲狀腺激素是由 84 個胺基酸組成的對單鏈多肽激素，主要生理功能是維持體內血鈣平衡，調節鈣磷代謝。相關動物實驗證實：間歇性小劑量應用副甲狀腺激素可促進骨細胞形成，持續大劑量應用可促進骨吸收，造成骨質流失。該藥 2002 年被美國食品藥物管理局批准上市用於治療骨質疏鬆症，應用時需注意劑量。

副甲狀腺激素（PTH）是維持機體鈣磷代謝平衡的一種重要的調鈣激素，是重要的骨形成促進劑。PTH 與受體

結合後，透過活化 cAMP 依賴的蛋白激酶 A 及鈣離子依賴的蛋白激酶 C 信號傳導途徑發揮生物作用。PTH 透過促進成骨祖細胞增生分化、直接抑制成骨細胞凋亡延長成骨作用時間、促進襯單細胞向成骨細胞轉化及刺激成骨細胞產生促進胰島素樣生長因子 -1 和轉化生長因子發揮其骨合成效應。PTH 促進骨骼合成代謝作用基於低劑造及間歇給藥方式。PTH 間歇給藥主要增加小梁骨，以及小梁骨和骨皮質微結構參數的改良。PTH 大劑量應用時，一方面引起破骨細胞廣泛活化，另一方面成骨細胞的功能受到抑制。臨床研究表明，PTH 可使骨密度增加，再次發生骨折的危險性降低，不良反應較少，主要有噁心、頭痛和頭暈。由於夜間 PTH 血漿濃度比餐後補鈣者高，睡前給 PTH 加補鈣的方法傾向於減輕骨吸收。

副甲狀腺激素（PTH）2002 年被美國食品藥品管理局批准上市用於治療骨質疏鬆症，應用時需注意劑量。間歇性小劑量應用副甲狀腺激素可促進骨細胞形成，持續大劑量應用可促進骨吸收，造成骨質流失。

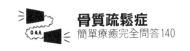
112　副甲狀腺激素治療停止後效果會消失嗎？

　　動物試驗的結果證實情況確實是這樣。臨床實驗報導，停止副甲狀腺激素 (PTH) 治療 18 個月後，停經後骨質疏鬆婦女再次出現了骨量的丟失。在 40 毫克和 20 毫克的副甲狀腺激素治療組，18 個月時脊柱的骨密度比基礎標準值分別高 4.6％和 3.8％。在股骨頸也可觀察到骨量丟失，但骨密度仍比基礎標準值高 2％～ 3％。

113　有比每日服用副甲狀腺激素更加經濟有效的給藥方法嗎？

　　答案可能是肯定的。有學者對 126 例接受 15 個月副甲狀腺激素 (PTH) 治療的病例進行了研究，這些病例以前曾接受≥ 12 個月 (平均 3 年) 的阿倫磷酸鈉治療。一組患者持續接受每天 25 毫克副甲狀腺激素治療 (1 ～ 34)，其他患者則接受相同劑量藥物治療 3 個月後，間隔 3 個月或持續的阿倫磷酸鈉治療。治療結果顯示，間隔給藥與每日給藥的效果相同，這說明間隔給藥治療可能更加經濟有效。

114　合成代謝類藥物(1～34)可以更好地預防骨折嗎？

如果合成代謝類藥物可以恢復部分骨體積和結構，它將能比抗吸收藥物減少骨折的發生率。研究結果顯示，與抗吸收藥物僅能產生維持作用不同，使用副甲狀腺激素（PTH）可以增加骨骼強度；而同時應用兩種藥物與單用副甲狀腺激素相比並不能產生更好的作用。只有對骨折發生率進行直接的比較試驗我們才能知道哪種藥物更有效。有學者報告，在 2 年時間中，每天 40 毫克副甲狀腺激素比阿倫磷酸鈉更能降低椎體骨折的發生率。

已有的臨床試驗結果證實，副甲狀腺激素治療在 18 個月時可減少 65％的椎體骨折發生率，抗吸收藥物在 12 個月時可以使骨折發生率降低 60％，兩者間沒有顯著性差異。應用副甲狀腺激素治療 18 個月後非椎體的骨折發生率降低了 50％～ 60％，而抗吸收藥物 12 個月時的非椎體骨折發生率僅降低了 30％～ 40％。

因此，使用副甲狀腺激素治療可能有助於減少非椎體骨折的發生，但必須經過較長的治療時間。副甲狀腺激素並不能減少髖關節骨折的發生。副甲狀腺激素需要經過較

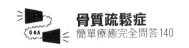
長時間的治療才能發生效用，這可能是因為骨骼成熟需要
經過重建、沉積、礦化等一系列過程。應用抗吸收藥物所
需治療時間較短，大概是由於骨骼重塑形吸收可以被藥物
迅速抑制的原因，但隨後骨骼強度的降低仍將繼續。

115　什麼是副甲狀腺激素相關肽？

　　副甲狀腺激素相關肽 (PTHrP)，因其氨基末端結構和
功能與副甲狀腺激素十分相似而得名。動物實驗證明它確
實可以促進大鼠的骨骼形成，學者的臨床試驗證實，血清
骨鈣素升高，反映骨吸收的去氧吡啶啉等無升高，而且大
劑量 (超過副甲狀腺激素 10 ～ 20 倍) 用藥對內環境礦物質
的穩定沒有不良影響，也未出現明顯副作用。這可能是因
為 PTHrP 吸收和清除速度比副甲狀腺激素快，因此認為副
甲狀腺激素相關肽只選擇性地刺激骨形成，不啟動甚至降
低骨吸收過程，是一種優於副甲狀腺激素的純粹的骨形成
促進劑。

116 如何運用生長激素與胰島素生長因子治療骨質疏鬆症？

生長激素 (GH) 透過成骨細胞的相關受體直接發揮作用，也透過 IGF-I 的合成間接發揮作用。IGF-I 在局部可以促進軟骨細胞及成骨細胞的分化增殖，並參與骨形成和骨吸收的偶聯，使骨不斷更新。二者不僅增加骨形成，同時也啟動整個骨轉換過程。從理論上講，IGF-I 能更直接地刺激骨形成，避免可能出現的骨骼生長激素抵抗，減少生長激素引起的腕管綜合症、糖尿病等副作用，在治療骨質疏鬆方面應當比生長激素更有優勢。不同劑量的 IGF-I 對骨形成的作用機制不同。高劑量治療組（每天 60 毫克 / 公斤）的骨形成和骨吸收生化標誌物均升高；低劑量組（每天 15 毫克 / 公斤）可以直接增強成骨細胞功能而最小限度地增加骨吸收。實驗證實，rhIGF-I 及其結合蛋白的複合物 rhIGF-I ／ IGFBP-3 可增強 IGF-I 的作用並增加其安全性。

需要注意的是，過量或長期使用 GH 和 IGF-I 有潛在致癌作用，尤其是可能引起結腸癌、乳癌、前列腺癌。IGF-I 透過觸發其他生長因子或與已經證實有致癌或加速癌變的路徑相互作用，加速了細胞週期進程，抑制了細胞凋

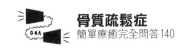

亡。這些是 GH 和 IGF-I 真正應用於臨床治療骨質疏鬆的障礙之一。

117　什麼是同化激素？對治療骨質疏鬆症有益處嗎？

　　為了避免或減輕雄激素的男性化作用，而保留及加強其促進蛋白質合成的作用，由雄激素衍變而來的一類藥物稱同化激素。目前常用的製劑如下。

　　（1）苯丙酸諾龍：促蛋白質合成作用比丙酸睾酮強12 倍，雄激素活性大為減少。可用於骨質疏鬆症，常用劑量為 1 次 25 ～ 50 毫克，每週肌注 1 ～ 2 次，可連續使用 1 ～ 3 個月。

　　（2）康力龍（司坦唑醇）：其蛋白質同化作用為甲基睾丸素的1/4 倍。口服常用劑量為 1 次 2 毫克，1 日 2 ～ 3 次。

　　使用同化激素治療時，仍需注意其雄激素活性作用所引起的副作用。

118　如何使用雄激素及同化類固醇？

　　臨床觀察已證實雄激素缺乏的骨質疏鬆患者單純補鈣是無效的，而給以雄激素替代療法有效，一般用藥 6 個月到 1 年後不僅可以終止骨質疏鬆的發展，還可以提高骨密度。但也有研究顯示老年男性應用雄激素替代療法有發生心血管併發症和前列腺癌的風險，因而選用時需明確病因並監測前列腺的變化。

　　此外，同化類固醇可增加肌肉量進一步促進骨的形成。目前此類常用藥物為睪酮、雙氫睪酮等。

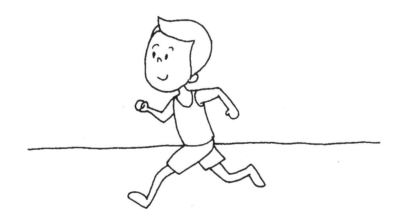

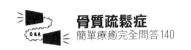

119　副甲狀腺激素（PTH）可以增加骨膜成骨嗎？

有研究者提出了新見解，骨膜成骨在人體的結果與在動物研究中得出的結果有差異。在兩項有關人體的研究中，骨體積並未增加。皮質骨的增厚是由於皮質內的添附作用，其生物力學優勢低於骨膜沉積成骨。有學者對接受了 20 個月 PTH 或安慰劑治療的骨質疏鬆婦女的股骨近端骨結構改變進行了研究。雖然作者報導在 2 個治療組 \[20mg 和 40mgPTH(1 ～ 34)\] 可以見到骨骼半徑增加，但是存在由於資料具有代表性而存在選擇偏差，以及治療前骨體積無法測量的問題。所以目前並沒有確切的臨床證據。

120　瘦素在骨重建過程中有無作用呢？

瘦素是一種能引起攝食減少、體內能耗增加的抗肥胖因子，近來的研究顯示，它同樣參與了骨形成的調節。瘦素在中樞是抑制骨形成的。瘦素缺陷的 ob ／ ob 小鼠和瘦素受體缺失的 db ／ db 小鼠，儘管存在皮質醇增多症及雌激素缺乏，但骨密度明顯增高，骨形成速度增加，比野生

型小鼠骨質增加 40％。在 A-ZIP ／ F1 轉基因小鼠模型中，瘦素濃度低，骨質增加但體質量輕。

因此，瘦素導致骨質增加不是由於體質量增加機械負荷刺激的結果。將瘦素注入瘦素缺陷的 ob ／ ob 小鼠腦室內，發現骨質下降，骨生成率降低，降至與野生型小鼠骨質相同的水準。ob ／ ob 小鼠成骨細胞合成的骨小梁和膠質與野生型小鼠無明顯差異，提示在體內瘦素並不直接作用於骨。瘦素抑制骨形成的中樞神經通路與硫葡萄糖敏感的神經元有關，與瘦素抑制食欲效應的促黑色素和促阿黑皮索原途徑無關。交感神經系統參與了該途徑。瘦素在外周是促進骨形成的。骨細胞有瘦素受體表達，瘦素可直接作用於成骨細胞，促進其分化和成熟。瘦素抑制破骨細胞產生，可能是透過提高在外周血單核細胞中骨保護素(OPG) mRNA 和蛋白質表達，作用於 RANDKL ／ RANK ／ OPG 系統，降低 RANKImRNA 表達水準。瘦素是骨重建的重要調節劑，但它在骨重建過程中的作用尚無定論。

121 環孢素 A 能促進骨吸收嗎？

環孢素 A 是用於器官移植後的免疫抑制劑，透過抑制

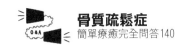

鈣調神經膦酸酶 (Cn) 和啟動 T 細胞核因子 (NFAT) 發揮作用。環孢素對骨形成具有雙向作用。一種觀點認為環孢素抑制了 Cn ／ NFAT 信號傳遞，從而阻礙了骨形成，但未得到較多臨床報告和動物試驗的充分支持。

性別、給藥劑量、基礎炎症活動都用來解釋這些看起來相互矛盾的結果。有學者研究了不同濃度的環孢素對骨形成、成骨細胞分化的效應，闡明了 NFATc1 在這個反應中的作用。低濃度的環孢素促進骨形成與成骨細胞分化，增加骨物質；而高濃度的環孢素則促進了骨吸收。

122　雷尼酸鍶適用於哪些人群？

雷尼酸鍶是一種具有雙重功效的抗骨質疏鬆製劑，可以促進成骨細胞分化，阻礙破骨細胞形成，透過促進骨形成抑制骨吸收來增加骨強度，從而使骨交換達到平衡。雷尼酸鍶有明顯的早期 1 年後和持續 3 年後抗骨折功效，在 3 年的雷尼酸鍶治療中骨礦物質密度呈線性成長。人體對雷尼酸鍶的耐受性較好。因此，每天口服 2 克雷尼酸鍶對治療有或沒有脊椎骨折史的停經期婦女骨質疏鬆症是一種有效、安全的方法。

雷尼酸鍶的作用機制是透過降低骨吸收、增強骨生成來維持平衡。目前的假設包括細胞協調機制來控制骨細胞的分化和活性。因為雷尼酸鍶已被證明可以增強體外成骨細胞的複製能力，從而增強骨生成，並降低破骨細胞分化與吸收活性。而且它可以活化骨細胞表達的細胞外陽離子信號通道受體，包括 Sr^{2+} 在內的二價陽離子以啟動骨細胞。

123　維生素 K 能治療骨質疏鬆症嗎？

維生素 K 是一種脂溶性維生素，它的主要功能是促進體內的凝血過程。但在臨床中發現，它對骨質疏鬆症也有一定的治療作用。其作用機制包括：

①參與體內氧化與還原過程，保證體內膦酸根轉移和高能膦酸化合物的正常代謝。

②促進骨鈣素的生物合成。

③抑制破骨細胞活性。

④延緩糖皮質激素體內分解。

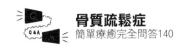
124　維生素 K 怎麼治療骨質疏鬆症？

目前臨床使用的維生素 K 類製劑有維生素 K_1、維生素 K_2、維生素 K_3，分別有口服劑和注射劑兩種。用於增加機體凝血功能時常選用維生素 K_1 和維生素 K_3，用於治療骨質疏鬆症時常選用維生素 K_2。常用劑量為維生素 K_2 每日 1 ～ 2 毫克，連續使用 1 ～ 2 個月後停藥。患者在使用維生素 K_2 的同時可以服用其他治療骨質疏鬆症的藥物，如鈣劑、維生素 D、雌激素等。

125　維生素 K 的用量及注意事項有哪些？

通常維生素 K 的營養供給量為 1 微克 /(公斤 · 天) 就足以維持機體肝源性凝血因子的正常羧化，即每人每天需維生素 K 50 ～ 70 微克。但近年來，隨著骨組織中維生素 K 依賴性蛋白質的發現與深入研究，發現機體攝入維生素 K 後，首先在肝臟蓄積，滿足肝源性因子的正常羧化後，再分布至骨骼等肝外組織。越來越多的資料提示，維生素 K 的營養供給量已不能維持骨鈣素的充分羧化，故應用維生素 K 治療骨質疏鬆症的合適劑量尚需進一步探討。

維生素 K 的常用劑型為注射型和口服型兩種。當病人
有肝、膽疾病，並伴有脂肪吸收障礙時，口服維生素 K 往
往效果不良；肝細胞廣泛嚴重受損時，也要防止大量使用
維生素 K 製劑。維生素 K 能抑制華法林的抗凝血作用，對
已在應用華法林者禁用。用維生素 K_2 軟膠囊劑，15 毫克 /
次，3 次 / 天，飯後口服，對原發性及繼發性骨質疏鬆症有
一定療效，不良反應發生率為 4.94%，主要有腹痛、皮疹、
發紅、胃腸道反應；天冬氨酸轉氨酶、丙氨酸轉氨酶、γ
効三膦酸鳥苷、尿素氮上升，未見血清鈣濃度上升。

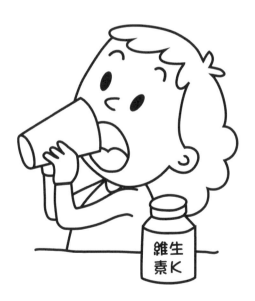

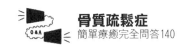

維生素 K 作為骨內多種蛋白的依賴性維生素增加成骨細胞骨鈣素的合成，即可增強骨的礦化作用，對骨質疏鬆症的預防和治療有一定作用，並且其來源廣泛，價格便宜。

126 他汀類藥物也可用於骨質疏鬆嗎？

他汀類藥物被臨床廣泛用於降低血脂。但近期有研究證明，該類藥物有刺激骨形成、恢復骨骼細微結構、增加骨強度和減少骨折發生率的作用。其中洛伐他汀較為有效。基礎研究認為，他汀類藥物有促進成骨、增加松質骨骨質及抗壓強度、可能抑制骨吸收的作用。臨床研究認為，他汀類藥物可增加骨強度，提高骨的合成代謝生化指標，降低骨折的危險性。但仍然有部分試驗不支持他汀藥物對骨代謝的正性作用。尤其在降低骨折危險性上分歧較大。

再者，他汀類藥物首先在肝臟進行代謝，在活體上只有很少量進入骨細胞，還需在藥代動力學上加以調整以增強其促進骨形成的作用，且不削弱其他有益的作用。作為一種新發現的骨形成促進劑，他汀類藥物有待進一步研究。

127　其他治療骨質疏鬆的藥物還有哪些？

（1）**中藥製劑**：近年來傳統中醫中藥的研究也在突飛猛進地發展，有研究顯示許多中草藥成分也能治療骨質疏鬆，如淫羊藿總黃酮、蛇床子總香豆素、黃耆總黃酮等。在臨床中大多使用的是其複方製劑，如骨康膠囊、益腎壯骨沖劑、仙靈骨葆膠囊等。

（2）**基因治療**：基因治療骨質疏鬆症正是當前國內外學者研究的熱門項目之一。隨著現代分子生物學技術的不斷進步與成熟，已有許多研究人員正試圖將治療基因導入動物體內來治療骨質疏鬆和骨折。當前處於研究階段的基因藥物有 Dickkopf-1 骨形成蛋白、骨保護素等。

（3）**降脂藥物及胃腸激素胰高血糖素樣肽**：有多個個案對照的研究顯示，服用降脂藥物可以降低骨折的發生率，但沒有研究可以為其防止骨折的作用提供足夠的證據。82例停經後出現骨質疏鬆的婦女每天服用斯伐他汀 (辛伐他汀)40 毫克後，脊柱或髖關節的骨密度沒有改變。胃腸激素胰高血糖素樣肽 -2(GLP-2) 有防止和治療骨質疏鬆的作用。這種多肽可以根據食物的攝取調節骨吸收。60 例皮下注射 GLP-2 的停經後婦女出現了骨吸收減少，而未影響骨

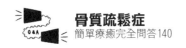

形成。

128　鈣劑、活性維生素 D、雙磷酸鹽可聯合治療骨質疏鬆症嗎？

　　鈣是人體最基本元素之一，是骨組織主要成分，人體總鈣量的 99％貯存於骨。足量鈣的攝入對骨的生長發育具有主要作用，每日需 1000 ～ 2000 毫克。因此鈣劑在防治骨質疏鬆中具有主要作用，但攝入量過大可能引起便祕。

　　活性維生素 D 在體內可增加鈣和磷在腸道吸收，並調節鈣和磷平衡，還可調整血漿副甲狀腺激素含量和減少骨鈣消融，解除骨骼、肌肉的疼痛，改善停經、衰老和類固醇引起的骨質疏鬆及腸道鈣吸收不良，故尤其適用腸鈣吸收不良，骨化三醇合成障礙及婦女停經後骨質疏鬆引起的骨痛。活性維生素 D 耐受性好，一般無不良反應。長期大量服用或腎功不良者可引起高鈣血症和高鈣尿症，只要注意觀察，可完全避免。

　　阿倫磷酸鈉是第三代雙磷酸鹽類藥物，與第一代、第二代雙磷酸鹽類藥物和其他治療骨質疏鬆症藥物相比，本品具有以下特點：

①抗骨吸收作用強。

②能明顯增加脊椎骨和髖骨的骨密度。

③能明顯減少骨折發生率。

④骨組織學：能使骨礦化和結構正常以及骨的更新率降低。

⑤降血鈣作用強。

⑥止痛作用明顯。

⑦耐受性好，安全性高。

阿倫磷酸鈉對骨吸收部位，特別是破骨細胞作用的部位有親嗜性。阿倫磷酸鈉不影響破骨細胞的聚集或黏附，但它卻能抑制破骨細胞的活性，使骨形成超過骨吸收，進而使骨質逐漸增加。適用於治療停經後婦女的骨質疏鬆症和預防髖骨和脊柱骨折 (椎骨壓縮性骨折)，適用於治療男性骨質疏鬆症，以增加骨質。兒童、孕婦以及哺乳期婦女不宜使用。

在開始應用本品治療之前必須首先改善低鈣血症，其他影響礦物質代謝異常 (例如維生素 D 缺乏) 也應該得到有效治療。由於阿倫磷酸鈉可增加骨密度，因此可出現輕度的、無症狀的血鈣和磷酸鹽下降，特別是使用糖皮質激素治療的患者，可能使其鈣吸收減少，因此使用糖皮質激

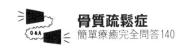

素患者保證攝入足夠的鈣和維生素 D 是很重要的。

綜上所述，對於治療骨質疏鬆症需要鈣劑、維生素 D 和雙磷酸鹽的聯合用藥才能達到最佳的治療效果，且聯合治療骨質疏鬆症更方便、高效，值得臨床應用推廣。

129　雙磷酸鹽其他藥物的聯合應用有哪些？

在治療婦女停經後骨質疏鬆中雙磷酸鹽與雌激素均為骨吸收抑制劑，且均可有效防止骨折發生。臨床研究中發現，雙磷酸鹽與雌激素聯合用藥可顯著提高各部位骨密度，降低骨轉換指標值，但骨折發生率並未出現顯著性改變。雙磷酸鹽與雌激素受體阻斷劑聯合應用，可增加腰椎和股骨頸的骨密度，降低骨轉換指標值。但由於同時使用兩種骨吸收抑制劑會造成過度抑制，因此兩種骨吸收抑制劑聯合使用時應慎重。

雙磷酸鹽與副甲狀腺激素聯合應用，因為是抑制骨吸收與促進骨形成劑的聯合應用，藥物臨床試驗結果顯示雖阿倫磷酸鈉影響副甲狀腺激素對骨形成的促進作用，但聯合應用並沒有顯著提高骨密度及降低骨轉換指標值。最新研究顯示，使用副甲狀腺激素一定時期後，再使用阿倫磷

酸鈉，其提高骨密度及降低骨轉換指標值的效果顯著。二者的序列應用還需深入研究。副甲狀腺激素與其他雙磷酸鹽類藥物合用資料很少。雙磷酸鹽與降鈣素的聯合使用，研究報導也很少。

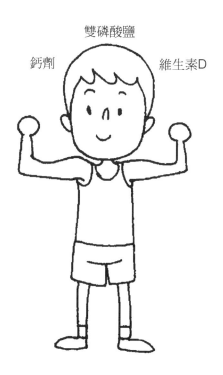

鈣劑　　雙磷酸鹽　　維生素D

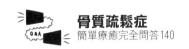

130　激素類藥物的應用有哪些注意事項？

　　雌激素缺乏是引起停經後骨質疏鬆的主要病因。雌激素、孕激素替代療法用於停經（生理或手術）後骨質疏鬆症的治療已有多年歷史，在骨質明顯缺失前服用效果明顯，據統計平均可使骨質缺失推遲 9 年，但該類藥物的不良反應為乳癌，子宮內膜癌，心血管意外及血栓栓塞等，故很少單獨使用，有乳癌家族史者不推薦使用這類藥物。臨床使用時需權衡利弊，嚴格掌握其適應症，定期婦科和乳腺檢查以減少危險性。

131　副甲狀腺激素可與其他藥物聯合應用嗎？

　　作為一種新型的骨形成促進劑，副甲狀腺激素（PTH）與骨吸收抑制劑的聯合應用問題也引起關注。PTH 1-34 與雌激素合用作用強於二者單獨應用。PTH 應當與鈣、維生素 D 同時使用，並可以聯合激素替代治療。阿倫磷酸鈉與PTH 同時使用治療骨質疏鬆，療效並不強於單獨使用。雙磷酸鹽會減弱 PTH 刺激骨形成、增加骨密度的能力。多數學者認為，PTH 不應與雙磷酸鹽類藥物同時應用，甚至先

前用過的雙磷酸鹽類藥物也會減弱 PTH 的骨形成作用；建議在 PTH 應用 1 年半至 2 年停用後，再給予雙磷酸鹽類鞏固其作用。未證實 PTH 與降鈣素的交替使用有效。

　　PTH 的作用機制，合理有效的給藥時間、劑量、劑型及藥物對皮質骨生物力學影響等方面，特別對老年患者的最小有效劑量、長期應用的安全性、骨組織對 PTH 的抵抗、聯合藥物應用、連續注射和週期注射效果的比較，以及對內源性 PTH 分泌的影響等仍有待繼續深入研究。

132　治療骨質疏鬆症的方法有哪些？

　　（1）**磁療**：骨質疏鬆治療儀是一種用脈衝電磁場治療的儀器。在這個磁場作用下，人體脊柱、股骨等骨骼表面及內部將產生隨時間變化的感應電流；透過電磁生物效應，影響細胞功能，干預骨代謝，提高骨密度，改善骨品質，減輕疼痛，進而達到預防和治療骨質疏鬆及骨質疏鬆骨折的目的。

　　XT-2000B 骨質疏鬆治療儀的治療採用環狀立體式設計，其採用的脈衝電磁場結構和階梯式循環掃描方式，有效地避免了人體對單一重複性刺激產生的適應性。磁場能

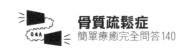

基本貫穿患者體內各個部分，並可直接作用於骨骼細胞，加速骨組織的生長，強化成骨細胞的作用，改善調節骨代謝，減少骨質流失，提高骨密度，改善骨品質。可迅速減輕因骨質疏鬆引起的腰、背部疼痛，並強化對頸椎、腰椎、髖骨和股骨等易骨折部位的治療。

（2）汽療：IJT-99型全電腦多功能汽療機。採用新研發的二次循環調溫噴汽技術，在電腦數位技術的組合下，藥物可被作用，變成具有活性的分子微粒，經特殊系統，使高壓藥化氣體降溫，達到適合人體需要的溫度，透過汽療床和汽罩的自動定位，對人體患病部位、穴位、經絡病變區，實施有效的熱植汽波及藥液的反覆衝擊。使藥物迅速透過皮膚直達病灶，同時隨機感應的貼身按摩和振動，以及熱療、磁場的綜合治療，繼而達到疏通經絡、調整氣血、平衡陰陽、消炎鎮痛、內病外治的功效。

（3）**藥物聯合**：口服鈣爾奇D，其中的鈣是維持人體神經、肌肉、骨骼系統，細胞膜和微血管通透性正常功能所必須，維生素D能參與鈣和磷的代謝，促使其吸收並對骨質形成有重要作用。仙靈骨葆膠囊是由中藥淫羊藿、續斷、丹參、知母、補骨脂、地黃等組成，其作用為調節機體代謝，刺激骨形成，提高骨密度，增加骨礦含量，抑制

破骨細胞的吸收活動。加快骨再建活動，使整體骨量和骨的品質得到恢復。

透過以上的綜合療法，使患者的疼痛明顯減輕或部分消失，骨密度情況也大為改觀，使患者的臨床症狀得到緩解或消失，能夠達到治療骨質疏鬆的目的，獲得一定的療效。該療法不僅具有良好的近期療效，還有較穩固的長期效果。有研究證實，採用降鈣素聯合骨質疏鬆治療儀治療骨質疏鬆，測定 L2—L4 骨密度，較對照組有顯著提高，且臨床骨痛、肌無力等症狀緩解明顯，為一種有效方法，值得臨床推廣。

骨質疏鬆的其他治療方法如下。

（1）**體能治療**：體能治療簡稱體療，是透過體育活動，調節全身代謝狀態，改善骨骼血液循環狀況，增加外力對骨骼的刺激，使骨骼營養良好，並且變粗、變大，從而緩解骨質疏鬆。經常運動還可以保持一定的敏銳度與平衡感，避免意外造成的骨折。選擇適合自己的運動，並且持之以恆，需注意的是，運動以安全為上，且不可過度，最合適的運動量是使心跳數增加，但血壓不可過度增加。可採用背部運動以增加腹肌與背肌的力量，或是四肢運動如步行、散步、騎自行車等。游泳雖然是很好的運動，但因是浮在

水上，感受不到地心引力，對骨質疏鬆治療並沒有幫助。

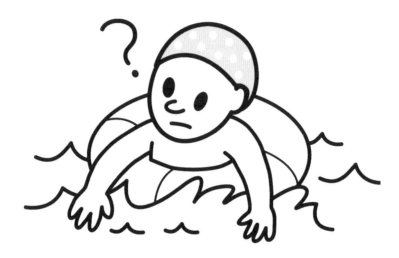

（2）**物理治療**：物理治療簡稱理療，是將電、光、聲等現代化理療儀器作用於人體及骨骼之上，促進骨骼合成。主要包括超聲波、超短波、磁療、熱療等。

（3）**心理治療**：心理治療長期以來不被人們所重視。近年來，人們越來越認識到，骨質疏鬆的症狀輕重與人的心理狀態密切相關。心胸開闊、心情愉快、性格豁達者症狀往往較輕，治療效果也好。心胸狹窄、性格怪僻、心情壓抑者症狀常表現得較重，治療效果也較差。因此，心理狀態的調整日益受到重視。

（4）**整形外科治療**：可適當使用器具，使肌肉鬆弛，

再配合止痛、解痙藥物的使用，可緩解症狀，但要注意配合適當活動。

對脊椎壓縮性骨折，應予以固定，時間不能太久。鼓勵患者早期起床活動，一般無手術指標。治療手法要輕柔，慎重對待。

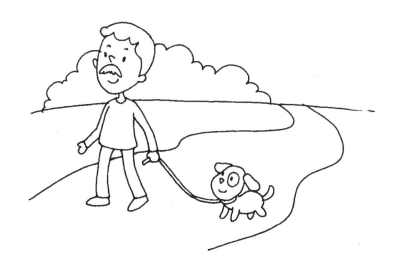

133　糖尿病導致的骨質疏鬆症如何治療？

糖尿病系內分泌代謝疾病，不僅與三大物質代謝即糖、蛋白質與脂肪代謝有關，而且與鈣、磷、鎂等骨礦物質代謝關係密切，並且還與副甲狀腺激素和活性維生素 D 的變

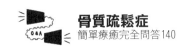

化有關。糖尿病患者易經常性發生骨礦物質含量減少，骨礦物質密度降低，出現骨質疏鬆症。

對於糖尿病骨質疏鬆症的治療主要有如下三方面。

（1）積極控制糖尿病：要在醫師的指導下使用降糖藥或胰島素，控制高血糖，最好將空腹血糖控制在 7.2 毫摩爾 / 升左右，同時堅持控制飲食及適當的運動療法，積極治療併發症。糖尿病病情控制後，骨質疏鬆症及骨痛等可減輕或緩解。

（2）補充鈣劑及維生素 D 製劑：目前鈣劑的種類較多，但應補充碳酸鈣、氟化鈣或枸橼酸鈣等含鈣量較多的藥物，每日至少 500 ～ 1000 毫克元素鈣。補充維生素 D 製劑，每日至少 1000 毫克，或補充活性維生素 D_3，以促進腸道對鈣、磷的吸收，減少副甲狀腺激素的分泌，促進骨形成。

（3）其他：可使用氟化物、降鈣素或二磷酸鹽等藥物，對於停經後婦女也可適當加用性激素。

134 甲狀腺機能亢進導致的骨質疏鬆症如何治療？

治療甲狀腺機能亢進導致的骨質疏鬆症可分為兩大部

分。

（1）甲狀腺機能亢進要及時及早治療。

①使用抗甲狀腺的藥物治療，如他巴唑、甲亢平 (卡比馬唑)、丙基硫氧嘧啶 (丙硫氧嘧啶) 等。

②手術治療，如甲狀腺部分切除。

③中醫中藥治療等。

④對甲狀腺機能亢進病人所採取的不同方式的治療均應在專科醫師的指導下進行。

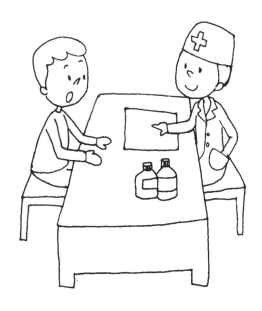

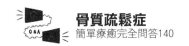

（2）針對骨質疏鬆症的治療：

①在積極治療甲狀腺機能亢進的同時應注意增加營養，食用富含鈣的代謝物。

②每日補充鈣片和維生素D，較嚴重者可選用降鈣素、雙磷酸鹽，降鈣素特別適合伴有明顯骨痛的骨質疏鬆症。必要時可選用活性維生素，如羅鈣全(骨化三醇)、阿法骨化醇片等。

③老年性甲狀腺機能亢進繼發骨質疏鬆症依性別不同可少量選用雌激素或雄激素。另外，可結合營養飲食、體能鍛鍊等。

135　糖皮質激素導致的骨質疏鬆症如何治療？

對於因疾病治療等原因長期、大量使用類固醇激素者，原則上盡可能減少類固醇激素使用的劑量，把激素的使用控制在最低水準，以減緩骨質疏鬆症的發展速度。同時在採取有效治療措施的基礎上，選擇使用活性維生素 D_3 及每日補充鈣劑，以增加腸道對鈣離子的吸收，增加骨小梁密度，嚴重者可選用雙膦酸鹽類或降鈣素等藥物治療。活性

維生素 D_3 和鈣劑以及其他抗骨質疏鬆症的藥物，在選擇使用上應兼顧原發病治療，最好在醫生指導下應用。

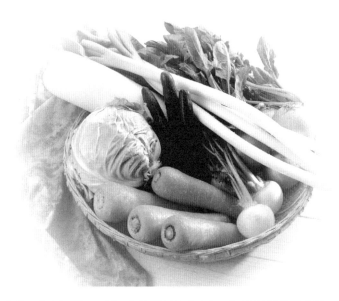

蔬果五七九原則：2 到 6 歲的學齡前兒童每天要吃五份蔬果（即三份蔬菜、兩份水果）；小學學童及成年女性要吃七份（即四份蔬菜、三份水果）；青少年及男性成人則要吃九份（即五份蔬菜、四份水果）。

PART 4

護理篇

　　骨質疏鬆症患者骨骼比較脆，運動時容易引起各種意外損傷，所以在從事運動時要注意選擇適合自己能力的運動項目、運動時要注意強弱適宜，有張有弛、循序漸進，逐步養成鍛鍊的習慣、因地因時制宜、運動前要做好準備活動。

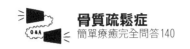

136　骨質疏鬆症患者運動時應注意什麼？

骨質疏鬆症患者骨骼比較脆，運動時容易引起各種意外損傷，所以在從事運動時要注意以下幾點：

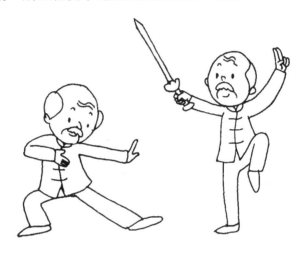

(1) 選擇適合自己能力的運動項目。

骨質疏鬆症患者大多數為老年人，體力普遍下降，骨骼比較脆弱，有人還患有其他疾病。因而在選擇運動項目時，要充分考慮自己的精力和體力，不要做過於劇烈的運動，也不要做以力量型為主者運動，防止造成骨折，或誘發身體其他疾病(如心、腦血管疾病等)。鍛鍊的形式以有規律的負重鍛鍊為主，如步行、上下台階、爬山等，以增

強肌力，延緩或阻止骨質的流失，恢復機體的基本運動能力。

　　長期臥床患者，應以被動運動為主，維持關節活動和循環系統的功能。平時以腦力工作為主的，應偏重於全身的調節；平時從事體力工作者，往往固定於某種工作方式，局限於一部分肌肉的運動，身體得不到全面系統的鍛鍊，應加強其他各部位的活動。選擇和進行運動時，要盡量使全身主要部位都得到鍛鍊，使身體各部位盡可能做到均衡運動。

(2) 運動時要注意強弱適宜，有張有弛。

　　骨質疏鬆症患者在運動時，要掌握好運動的強度和節奏，進行一段時間較劇烈或體力消耗較大的運動後，可以安排一些較平靜及運動量相對小的活動，如慢走、打太極拳等，使體力得以補充，不至於過度疲勞。中等強度運動對骨質疏鬆的預防及治療效果最好，鍛鍊可從小強度活動開始，逐漸提高強度，並將運動的時間延長至 30 ～ 60 分鐘。

(3) 進行運動鍛鍊要循序漸進，逐步養成鍛鍊的習慣。

　　骨質疏鬆症患者運動時，要逐漸加大運動量，使機體有一個適應過程，以減少各種損傷 (包括骨折) 發生的機

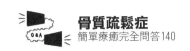

會。例如，可以從慢走過渡到慢跑；從短距離跑步過渡到長距離跑步；可以從打門球逐步過渡到運動量較大的乒乓球、羽毛球；從打太極拳逐步過渡到跳舞等。健身鍛鍊能產生維持和增加骨質的作用，但不會一勞永逸，要想維持較高的骨質或延緩骨質的丟失，必須持之以恆地進行鍛鍊。

(4) 進行運動鍛鍊要因地因時制宜。

根據每個人所處環境的不同，因地制宜，選擇適合的方式，如戶外運動鍛鍊，宜在地勢較平坦、空氣清新的地方。若無合意的場所，可在室內或家裡進行健康操、太極拳等鍛鍊。運動鍛鍊要順應季節變化，在不同的季節，做好不同的準備，選擇合適的鍛鍊方式及時間。注意天氣變化，以防驟熱驟冷，身體不適應環境的變化而生病。

(5) 運動前要做好準備活動。

運動時不可倉促上陣，因為老年性骨質疏鬆患者除了骨骼脫鈣、強度下降以外，與骨骼相聯繫的韌帶、關節囊及肌肉等組織的彈性、柔韌性也都會降低。如果運動前未做充分準備，機體突然從靜止進入運動狀態，骨骼和軟組織不能立即適應運動產生的牽拉、屈伸、扭轉等作用，很容易造成軟組織損傷，嚴重者還可出現骨折。為了防止不必要的損傷，運動前要充分活動身體的各個關節，使之靈

活；按摩肩部、臀部和腿部肌肉，使之放鬆；旋轉腰部及頸部，使之適應運動所要求的幅度。

137　骨質疏鬆症患者日常飲食應注意什麼？

　　骨質疏鬆症的發生與人們的飲食結構有著密切的關係，對骨質疏鬆症的干預，最簡單經濟的方法是飲食調節、適當鍛鍊和鈣劑補充，其中飲食調節是基礎，飲食是否均衡、有計畫性，將直接影響運動療法效果和決定是否藥物補鈣。因此，骨質疏鬆症患者首先要注意飲食結構，安排好食譜，以保證有足夠的鈣消化吸收進入體內，強化骨質、減少骨質丟失。骨質疏鬆症患者的食譜要注意：

　　(1) **保證充分的鈣攝入。**透過膳食來源達到最佳鈣攝取是最優的辦法。

　　(2) **適當的磷攝入。**含磷豐富的食物有穀物類、蛋黃、動物肝臟、瓜子等，保證每天有 1 ～ 1.5 克磷的攝入。

　　(3) **注意供給維生素 D。**一般鈣製劑在人體內不易被吸收，但鈣和維生素 D 同時服用時，維生素 D 能促進鈣在腸道內的吸收，所以建議補鈣時和含維生素 D 豐富的食物共同攝入，這些食物有魚肝油、動物肝臟、蛋黃、瘦肉、牛

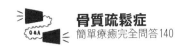

奶等。

（4）**多吃新鮮蔬菜、水果**。因為新鮮蔬菜水果含有豐富的維生素 A、維生素 C、維生素 D 及鐵、鋅、磷等微量元素，有利於體內鈣質的吸收和骨質的形成。

（5）**養成正確的生活與飲食習慣**。骨質疏鬆症患者需養成良好的生活與飲食習慣，需注意不要吃得過鹹，注意蛋白質攝入要適量，避免過度吸菸、飲酒，不宜喝咖啡和長期飲濃茶。

（6）**注意烹調方法**。有些蔬菜如菠菜等，含有較多的草酸，影響鈣的吸收，如果將這些菜在沸水中氽一下，濾去水再烹調，可減少部分草酸。再則穀類中所含的植酸酶可分解植酸鹽釋放出游離鈣和磷，增加利用率。植酸酶在 55℃ 環境下活性最高，為了增加活性，可以先將米加適量的溫水浸泡後再煮；在麵粉、玉米粉、豆粉中加發酵劑發酵並延長發酵時間，亦可使植酸水解，使游離鈣增加。

138　骨質疏鬆症女性患者怎樣進行心理調節？

女性骨質疏鬆症患者的心理影響因素如下。

(1)**停經**：許多婦女認為年老無用，這種細微的心理變

化發生在 35 歲左右，在 40 歲時有所增加，停經期時達到頂點。在很多時候，停經被社會認為是一個心理社會問題而不是一個正常的生理轉變。婦女需要有效的應變能力來處理她們整個生命歷程中的許多身體、心理和社會變化。

(2) **健康觀念**：停經期婦女往往會被社會認為帶有負面作用。她們存在很多問題，如：情緒波動、壓抑、疲勞、脾氣暴躁、心臟疾病、雌激素缺乏需要補充和生育期的終止等。這些負面作用將與骨質疏鬆症的診斷交織在一起變得錯綜複雜。健康觀念和許多由骨質疏鬆症而引起的生活品質問題一起影響著女性骨質疏鬆症患者的心理健康和生活品質。

(3) **生活品質問題**：很多被診斷為骨質疏鬆症的女性患者都有疼痛、震驚、懷疑、憤怒、沮喪、失眠和活動受限等。這些直接導致了她們的心理問題，包括害怕外出、依賴等。心理問題最終導致與健康相關的個人生活品質問題。骨質疏鬆症會導致女性患者焦慮，並可影響她們的情緒，產生較大的思想壓力。害怕摔傷或骨折，導致她們與外界隔絕、不活動、喜愛靜坐的生活方式，並感到心情沮喪。心情沮喪會導致更進一步的睡眠障礙，還可導致對自己的將來無能力做出計畫，食欲差、自尊心下降等。這些問題都直接

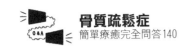

影響到患者的生活品質，並損壞身體和心理健康。

被診斷為骨質疏鬆症的女性患者都會面對接受診斷的震驚，因此，調整生活方式來適應這些問題，並克服恐懼心理非常重要。可尋找患有同樣疾病的支持人群，幫助她們了解疾病並採取預防措施來提高生活品質，並保持生活自立。

為女性患者提供有關骨質疏鬆症及她們各自疾病情況的資訊，如什麼是骨質疏鬆症、疾病的併發症、誰處於危險期、骨質疏鬆症怎樣預防等，對已經或還沒有被診斷為骨質疏鬆症的患者都非常重要。這些知識在疾病的預防和增強信心方面都有非常重要的作用。幫助她們澄清錯誤觀念，並形成正確面對疾病的勇氣。

鼓勵女性骨質疏鬆症患者在日常生活中積極主動地進行體能鍛鍊，包括與專業功能復健師合作，制訂合理的身體鍛鍊計畫，鼓勵其家庭成員對她們的支持。儘管生活中可能會面臨一些障礙，但對女性患者來說，保持精力和體力充沛非常重要，這能使她們保持或提高生活的總體品質，讓她們了解骨質疏鬆症不會限制她們享受生活。規律性地鍛鍊不僅對身體有益，對心理也有益處，女性不僅在外表上能保持一個健康良好的自我形象，還可以增強她們的心

理健康，提高患者的自尊和自信。

139　骨質疏鬆症老年患者怎樣進行心理調節？

骨質疏鬆症是目前最為常見的一種老年性全身性疾病，對老年患者的生存品質和生命造成很大的威脅。骨質疏鬆症臨床表現主要是骨骼疼痛與骨折，其中疼痛是最為廣泛且影響深遠的主要症狀。

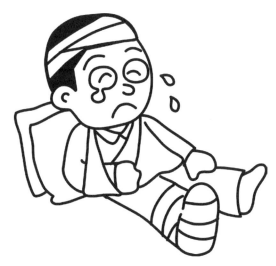

除了原發危害，長期慢性疼痛及關節活動障礙可引發患者的焦慮、憂鬱等心理問題。這種負性情緒的出現可能與人們對骨質疏鬆疾病本身認識不明確，疼痛導致患者的

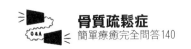
生活、工作能力降低，對疾病預後的擔心及長期醫療費用的投入有著密切的關係。這些都深深地影響到老年人的內心世界和生活品質。

針對患者的心理負擔，多開導安慰患者，鼓勵患者多參與有意義的社會活動。講解骨質疏鬆症患者日常生活中應注意的事項，配合治療，適當運動，預防骨折發生。當發生骨折時，需限制活動，患者易產生焦慮煩躁的情緒，醫護人員及家屬要多關心體貼患者，盡力幫助解決骨折帶來的不便，協助生活護理，逐漸讓患者角色適應，安心治療和休養，以利於疾病的康復。

140　骨質疏鬆症患者怎樣預防跌倒？

患有骨質疏鬆的老年人如果沒有做好保健工作，很容易發生跌倒造成骨折等意外情況，可導致極高的致殘率和致死率。據報導，30% 的 65 歲以上老年人每年至少跌倒 1 次，其中近半數再次發生跌倒。隨著年齡的成長，跌倒機率逐漸增加，80 歲以上的老年人跌倒的發生率高達 50%，其中 5% ～ 10% 的跌倒可導致骨折。因此預防跌倒，降低骨質疏鬆性骨折，成為老年人及其家屬必須重視的健康問

題，對維繫老年人生活品質具有極為重要的意義。

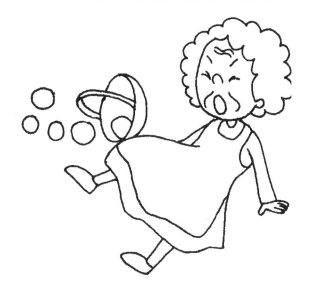

　　構成跌倒的危險因素：力弱（尤為下肢），平衡能力差，機體活動性差，藥物因素，環境因素、居住安全性差，認知損害，社會心理因素等。

　　骨質疏鬆症患者在預防跌倒方面應注意以下幾個方面。

　　（1）在專業人員指導下進行平衡和步態訓練，增強下肢肌力，加強脊柱靈活性和增強平衡協調性練習，特別要加強平衡訓練，尤其是動態和站立平衡訓練。平衡訓練可在利用移行輔助工具的條件下進行。有研究證實，經過太

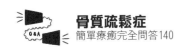
極拳訓練後，腦部和肢體的協調能力、平衡能力明顯增強。每個老年人的身體素質不同，選擇一個適合自己的健身方式並持續不懈，會從中大大受益。

（2）日常生活中還要注意以下方面：上下樓梯時，老年人要盡量放慢速度，可側著身子，雙手扶著樓梯扶手，下樓梯腳尖先著地，確保安全。老年人平衡能力和協調能力都會下降，彎腰拾取物品時，容易跌倒。因此，在拾取物品時，應盡量放緩動作，扶住椅子或其他固定物，直腰蹲下撿東西。老年人平衡能力差，站著穿褲子很容易發生意外，造成骨折。所以，老年人穿褲子時最好坐在床上或倚靠在固定處。老年人應避免穿高跟鞋、硬底鞋和鞋底較滑的鞋，應穿支撐性能好、有防滑功能的鞋，這樣可以提高身體的穩定性。老年人在大便後起身、上下床時動作一定要慢、穩，以免發生意外跌倒。對一些行動不便的老年人，建議夜間在床邊放置小便器，就近小便，減少因多次到洗手間而發生跌倒。夜間或清晨起床，要注意醒來後先在床上躺幾分鐘，然後慢慢坐起，坐幾分鐘後將雙腿下垂在床沿，這樣可防止腦缺血引起跌倒。注意做好日常的保護，行動時盡可能從容，避免做事過分匆忙。

（3）用藥時避免使用增加跌倒危險因素的藥物。如鎮

靜藥、催眠藥、抗精神病藥、抗高血壓藥、治療糖尿病的藥物、抗心律失常藥、瀉藥、肌肉鬆弛藥、血管擴張藥等都會影響人體平衡，使老年人反應減退或削弱認知能力，增加跌倒的危險性。大量或多種藥物混雜作用也可增加跌倒的危險性。正確認識自己的健康狀況，積極合理治療慢性疾病，對於預防跌倒也很重要。老年人大多使用多種藥物來治療不同疾病，很多藥物之間會有相互作用。所以老年人應該學會管理藥物的方法，即減少服用藥物的總量，諮詢專科醫生評估每種藥的利弊，在醫生指導下安全合理用藥。

（4）據統計，65 歲以上的老年人發生跌倒大約一半與環境有關，約 70% 以上的跌倒發生在家中，10% 左右發生在樓梯上。最常見的環境因素包括被物品絆倒、地板滑倒、攜帶較重物品及光亮照明差、在冰雪等光滑路面行走、浴池內跌倒、穿拖鞋或不適的鞋、褲 (如鞋帶過長、褲腳過長) 等。另外，家具材質、擺設、地板及牆面物品堆得太滿、台階過高過低、座椅過軟過低等都會透過干擾視覺或增加使用困難而促使老年人跌倒。對家中的環境因素進行評估後，做必要的家庭改建，以增加室內安全性。如撤掉鬆動的地毯，使用防滑浴墊，在晚上使用照明裝置和在

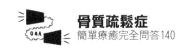

樓梯上加裝欄杆等；適當調整家中對行走造成障礙的家具位置，保持地面平坦和無障礙物；在洗手間安裝把手等。這些安全措施可使老人跌倒的危險降低約 20%。

（5）矯正視覺損害。有眼疾的患者應到眼科就診以查明原因、及早治療，可防止跌倒的發生。老年人由於視力退化或白內障等眼部疾患，同時反應力不及年輕人，天黑後出門，由於視物不清，遇到障礙物時容易被絆倒。老年人盡量少在天黑以後出門，如果一定要出門，也要注意行路安全，防止被小溝、台階、障礙物等絆倒，最好隨身攜帶手杖、手電筒。

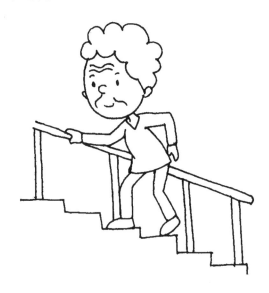

（6）獨居、獨處是跌倒的社會心理因素。害怕跌倒的心理可限制老年人的活動，降低活動能力並導致功能缺陷，跌倒的危險性反而升高。沮喪和焦慮心理可削減老年人對自己、環境和其他人的注意力，不易發現危險情況，進而增加跌倒的機會。應該鼓勵老年人多參加社交活動，加強大腦訓練。勤讀書、看報、學習新的技能，經常用腦就能保持一定的反應度和靈敏度。良好的心情對健康的積極作用是任何藥物都無法代替的，老年人更要保持樂觀的心態，每天都給自己一個好心情。另外，建議獨居老人在家中安裝患者報警器，這樣當發生跌倒等意外情況時，可以得到及時的救治，以減少因跌倒傷害引起的併發症。

141　骨質疏鬆症患者疼痛怎麼辦？

骨質疏鬆症所致的疼痛以康復護理和康復治療技術為主導方案。採取正確體位、配合康復治療是緩解疼痛的主要方法，同時盡量減少使用止痛藥來緩解疼痛。

（1）臥床休息：

產生劇烈疼痛時患者應臥床休息數天到 1 週。

使用硬板床，仰臥時應在雙下肢下墊一軟枕 (高度以

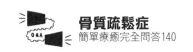

患者感到舒適為宜），以使雙髖及雙膝微屈，全身肌肉放鬆，減輕疼痛。側臥位時應使腰椎在同一水平線上（可在腰後墊一枕頭），下肢保持稍屈髖、屈膝。俯臥位時則床墊要平，以免腰部過度後伸。對於合併骨折的患者，應按照骨折部位的不同選擇不同的臥位。疼痛減輕後應戴柔軟的背部支架下床活動，採用仰臥位上下床：鬆解鞋帶，坐於床沿，雙手伸直放於身體後面支撐上身，慢慢躺下，起床時也應用手臂支撐上身起床。由地面提取重物，正確的動作應像舉重運動員提起槓鈴時一樣，先下蹲，腰部保持直立位，然後雙臂握緊重物後起立；轉身時，以腳為軸，身體和物體一起轉動，不可旋轉腰部，移動雙腿，搬到指定地點，再保持腰部直立蹲下放取重物。

（2）物理治療：

疼痛部位給予紅外線治療儀進行局部照射，每次20～30分鐘，每天2次。將紅外線燈頭放在距離疼痛部位20～30公分處，照射時注意避免燙傷。

（3）對症護理：

①使用骨科輔助器具，如背架、緊身衣等，可限制脊柱的活動度，給予脊柱支持，從而使疼痛減輕。

②對疼痛部位給予溫熱度，可促進血液循環，減輕肌

肉痙攣，緩解疼痛。

③給予局部肌肉按摩，以減少因肌肉僵直所引起的疼痛。

④可以進行各種放鬆訓練，如深呼吸、慢節律呼吸，使患者從疼痛狀態中解脫出來。

⑤ 因疼痛劇烈不能忍受者，可遵醫囑服用鎮痛藥物，包括止痛藥、肌肉鬆弛劑或抗炎藥物。

⑥ 同時透過各種健康宣導提高患者對疾病的認識，消除顧慮、失望，提高自信心。

142 骨質疏鬆性脊椎骨折怎樣護理？

骨質疏鬆性脊椎骨折患者有如下特點：①多半高齡；②疼痛較重或很重；③生活自理困難，翻身、起、坐、行走均困難，需要照顧；④心理問題多，需要輔導。對骨質疏鬆性脊椎骨折的高齡老人要特別注意身、心兩方面的護理，並針對其家庭情況、社會角色狀況，給予恰當的協調和幫助。

（1）心理輔導：

老年患者對突然意外受傷需長期臥床心理上存在恐

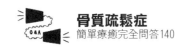
懼、焦慮不安、失望、悲觀等心理障礙，任何不良情緒刺激均可使機體免疫力下降，影響治療效果。透過與患者及家屬的交談溝通，取得患者及家屬的信任和理解，掌握患者的心理狀態，做好心理輔導。介紹同類患者的康復經驗，說明情緒穩定的重要性，使患者保持良好的心理狀態。

（2）生活指導與護理：

指導患者加強營養，忌菸酒及辛辣食物，避免長期飲用濃咖啡、濃茶；注意休息，同時持序進行腰背肌鍛鍊；適當參加戶外活動和曬太陽，促使機體鈣質形成；防止跌倒；必要時遵醫囑使用輔助藥物，如鈣片等；慎用影響骨代謝的藥物；避免提扛重物等增加脊椎負荷的動作；避免從事重體力工作。

（3）翻身與關節、肌肉運動的指導與護理：

骨質疏鬆性脊椎骨折的急性期需臥床休息，以免因運動而加劇疼痛。臥床時間要適當，長期臥床會增加骨質流失。當疼痛能耐受、能翻身時，可在背腰緊身胸衣保護下坐立與行走，並逐漸增加活動量。待急性疼痛緩解後，可做脊椎伸展性運動鍛鍊，避免屈曲運動，以防止造成新的脊椎壓縮性骨折。骨折癒合後，可自由行走，恢復日常活動。經常進行運動有利於改善骨代謝。運動可調節內分泌

功能；可促進鈣的吸收；可保持骨質；可保持肌肉的張力、力量，保持神經肌肉系統反射的協調性和靈敏性，有助於防止跌倒，從而減少骨折的發生機率。防治骨質疏鬆適宜的運動量，目前尚無定論，以中等度以上的運動量為宜，小運動量長期持續也有一定作用。散步、慢跑、游泳，甚至家務工作都有益。運動方式和運動量要因人而異，長期且持續，但不可過度。

（4）併發症的預防：

1.褥瘡：骨折後患者長期臥床及在床上大小便等使皮膚潮濕，加之使用便器不當，易造成褥瘡。應加強皮膚護理，保持皮膚清潔乾燥，使用氣墊床，定時翻身按摩。

2.肺部感染：鼓勵患者做深呼吸運動和咳嗽動作，協助拍背促使痰液的排出。

3.泌尿系感染：老年患者骨折後機體活動減少，由於床上大小便不方便，怕麻煩不願多飲水，使正常排尿對泌尿系的沖洗功能降低，造成泌尿系感染。要耐心向患者說明飲水的重要性，鼓勵患者多飲水，在床上多做活動，每日飲水量在 2000 ～ 3000CC。

4.便祕：指導患者進食富含粗纖維的食物，多食新鮮蔬菜水果，訓練床上排便，保持大便暢通，必要時給予通

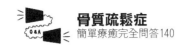
便塞劑。

（5）康復指導：

經過治療，一般 5 ～ 8 天後疼痛症狀明顯減輕或消失，指導患者進行腰背肌功能鍛鍊，包括兩種方式。

①五點式：以頭、雙肘部及雙足跟為支撐點挺胸腹。

②三點式：以頭及雙足跟為支撐點，身體向上挺胸腹。

鍛鍊次數不限，循序漸進，以不疲勞為準。根據情況，6 ～ 8 週戴腰圍下地活動，之後要長期堅持腰背肌功能鍛鍊，每天 2 次，每次半小時。

143　骨質疏鬆性髖部骨折怎樣護理？

目前，外科手術是老年髖部骨折的主要治療方式，但因老年人體質較差，重要器官功能低下，且多數伴有各種內科疾病，此項手術的危險性較大，術後併發症也較多，故對骨質疏鬆性髖部骨折患者應做好心理護理、基礎護理、併發症的預防及護理、康復護理。

（1）心理護理：

患者出現髖部骨折後，需長時間臥床，生活品質受到很大影響，很想透過手術來恢復肢體功能，解除痛苦，但

常常會顧慮手術效果，出現恐懼、焦慮心理，有的怕加重家庭負擔，而憂心忡忡。因此，應給予耐心開導，從患者的心里困擾入手，

　　與患者進行詳細的交談、溝通，向患者及其家屬進行有關髖部骨折的護理知識宣導，介紹骨折的特殊性及治療方法，使患者從多方面、多層次了解到骨折治療及護理方面的健康知識，減輕或消除患者的心理問題。鼓勵其家屬多關心體貼患者，使患者保持健康心理狀態，面對現實，樹立戰勝疾病的信心，積極配合治療。

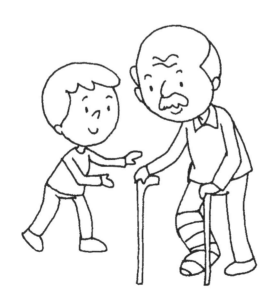

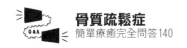

（2）基礎護理：

1. 皮膚護理：髖部骨折後由於生活方式改變，洗漱、進食、排便等均在床上完成，應注意保持床舖清潔乾燥，平整無渣屑。定時為患者翻身，按摩骨突部位和擦浴，防止褥瘡發生。可用氣墊床、床墊、海綿墊、水袋等。鼓勵患者間斷利用雙上肢及健康下肢將臀部抬起，避免尾椎部長期受壓，左右交替用水袋墊臀部，用小型水袋裝 1/2 袋水墊起患肢足跟，經常移動水袋位置，並按摩水袋的部位。早晚用熱水擦洗全身，促進全身血液循環。

2. 飲食護理：加強營養，給予高蛋白、高營養、高熱量、高維生素及粗纖維飲食，並鼓勵患者多飲水。

3. 預防便祕：患者要注意飲食調節，多吃新鮮蔬菜及含纖維素多的食物。保持每 1 ～ 2 天排便一次，如果 3 ～ 4 天未排便，可遵醫囑給予緩瀉藥物。如有習慣性便祕者要進行日常生活調理，每日清晨空腹喝一小杯淡鹽水，每日睡前喝一杯蜂蜜水，保持大便通暢。

（3）併發症的預防及護理：

1. 預防泌尿道感染。患者因臥床、大小便需要別人照顧，害怕麻煩別人而不喝水，結果很容易引起泌尿系統感染，特別是女性患者感染率高。所以家人要鼓勵患者多飲

水，每日應攝入水 2000CC 以上，增加排尿量，清潔尿道，預防感染。保持患者貼身衣物及會陰部清潔，並注意導尿管和引流袋的更換時間與次數，減少患者泌尿道感染的發生率。

2. 預防沉積性肺炎。長期臥床肺活量減小，容易使支氣管分泌物沉積於肺底，若合併感染則將引起沉積性肺炎。可指導患者在床上做擴胸運動，輕微活動上身，增加肺活量。鼓勵患者定時做深呼吸及有效的咳痰；或協助患者翻身、輕拍背部，以刺激咳痰；痰液黏稠者遵醫囑給予霧化吸入，以稀釋痰液，便於痰液排出，保持呼吸道通暢，防止肺炎發生。此外，老年人的臥室要保持空氣新鮮，定時通風換氣，也有利於呼吸道清潔。對吸菸患者應勸其戒菸。

3. 下肢深靜脈血栓的預防和護理。對手術患者的術前、術中和術後均採取必要的護理措施。術前主要是宣導和觀察，使患者對下肢深靜脈血栓形成的發病機制、危害性及預防方法產生一定的認識，並要重點觀察伴有心血管疾病、糖尿病及下肢靜脈曲張患者的病情變化。術中要密切觀察患者血壓、心率、血氧飽和度等重要生命體徵的變化情況，並避免長時間過度內收及牽引，保持充足血容量。術後使用必要的抗凝血藥物，注意觀察患肢腫脹、疼痛和循環情

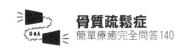

況，鼓勵和指導患者多做患肢主動屈伸運動，以防下肢深靜脈血栓的發生。

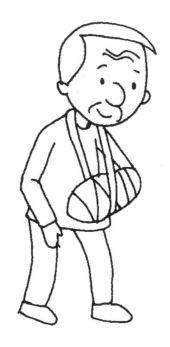

（4）康復護理：

1. 牽引護理：下肢骨牽引的患者應仰臥，抬高床尾15～30度，患肢需保持外展中立位，保持牽引繩與患肢的長軸一致。保持針孔處清潔，可用75%酒精滴入，每天1～2次，以防感染。在牽引期間鼓勵患者進行活動，鍛鍊患肢，積極進行股四頭肌等長收縮活動及踝關節、足部

其他小關節活動，以預防肌肉萎縮及關節僵硬。手術患者術後應避免患肢出現外旋和內收，可穿丁字鞋，抬高患肢，指導保持外展中立位，做到不盤腿、不側臥，早期不下地。隨時注意檢查牽引肢體的皮膚色澤、溫度、足背動脈搏動和有無神經受壓引起的感覺障礙。

2. 功能鍛鍊：在醫生的指導下，鼓勵並協助患者加強功能鍛鍊。在鍛鍊過程中，應根據骨折部位類型，骨折重定固定後的穩定情況和肢體重力作用的影響因素，制訂個性化方案並按照循序漸進的原則，耐心督促和指導患者練習，防止關節黏連、肌肉萎縮，促進骨折癒合，預防併發症的發生。

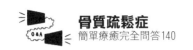

144　骨質疏鬆性手腕骨折怎樣護理？

　　手腕骨折最多見的表現為腕部劇痛、不敢活動、腫脹、皮下瘀血、畸形。患者有以上症狀時，千萬不要請別人按摩，否則可能造成進一步的移位，引起更大的創傷，最好臨時固定後馬上去醫院檢查。對於手腕骨折，一般都採用手法復位治療，復位後可用石膏或夾板固定傷肢，固定時間為 3 ～ 4 週。去除固定後，患者經 2 ～ 3 個月功能鍛鍊可逐漸恢復正常。

　　（1）心理護理：

　　骨折之初由於對骨折疼痛的恐懼及對骨折癒後的擔憂，患者容易急躁、易怒。醫護人員應耐心地向患者解釋骨折的治療方法和康復過程，以及治療和康復過程中有可能發生的情況，同時指導患者減輕痛苦和不適的方法。

　　如受傷 72 小時以內可用冷敷，以減輕疼痛，冷敷的同時要防止凍傷。而在受傷 72 小時以後則可用熱敷，進行放鬆訓練，降低骨折患者的心理抗拒程度。骨折患者需要經過長期的治療，對於功能鍛鍊心理負擔過重，害怕過早活動會影響骨折癒合或已癒合的骨折再次折斷。面對患者的疑慮，應說明功能鍛鍊的必要性，使其消除顧慮，以避

免骨折癒合的同時因功能鍛鍊的不適當而影響腕關節的功能。

同時要合理安排復查時間，避免骨折癒合期間發生斷端移位，使患者能得到及時的矯正。鼓勵患者之間互相交換經驗，更好地鼓舞患者樹立康復信心。

（2）飲食護理：

骨折後應進食高蛋白、高能量、高纖維素、高維生素飲食，適當多吃一些維生素 C 含量豐富的蔬菜與水果，以促進骨痂生長和傷口癒合。禁忌盲目補充鈣質，鈣並不能加速斷骨的癒合。因為骨折後損傷骨的再生，主要是依靠骨膜、骨髓的作用，而骨膜、骨髓只有在增加骨膠原的條件下，才能更好地發揮作用。

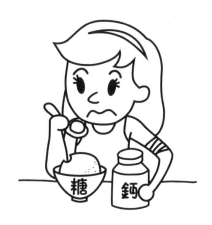

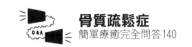

應攝入足夠的蛋白質，可吃一些含膠原蛋白的食物，如豬蹄，但食肉不宜過多。骨折患者忌偏食，骨折常伴有局部水腫、充血、出血、肌肉組織損傷等情況，化瘀、消腫的基礎就是靠各種營養素。忌過食白糖，大量攝取白糖後將引起葡萄糖的急劇代謝，從而產生代謝的中間物質，如丙酮酸、乳酸等，使機體呈酸性狀態，將不利於骨折患者的康復。

（3）患肢護理：

骨折早期由於局部疼痛、夾板制動等原因，靜脈回流相應地減弱，使局部出現瘀血、缺氧、微血管通透性增強，導致組織腫脹加重。可用冷敷和熱敷結合的方法，受傷 72 小時以內可用冷敷，以減輕疼痛，而在受傷 72 小時以後可用熱敷方法。用熱敷可以降低感覺神經的興奮性，以提高疼痛閾值；改善血液循環以加速組胺等致痛物質的排出；消除水腫，以解除對局部神經末梢的壓力；鬆弛肌肉、肌腱和韌帶組織，以解除肌肉痙攣和關節僵直。

與此同時可以抬高患肢，例如臥床休息時可以在患肢下墊一個軟枕使其高度高於心臟，以利於靜脈回流減輕腫脹；活動時可以適當地抬高患肢避免下垂，以便於減輕靜脈血流的淤積，以達到減輕腫脹的目的。

（4）功能鍛鍊：

水腫是手功能障礙的重要原因，手腕骨折後大部分患者的手會發生水腫，活動困難。骨折後患者因為疼痛及懼怕骨折端發生移位，常將手固定休息，固定增加了手部僵硬。應早期控制水腫及練習活動，骨折復位滿意及外固定後，即開始手指伸屈活動，肘部活動的同時做肩部運動。尤其是老年人要防止發生肩手綜合症。2週內以手握拳為主，用力握拳，然後5指伸直分開，速度20次/分，每日5～6次，每次20分鐘。肩關節鍛鍊為每日將手舉過頭頂25～50次，可預防肩僵硬。3～6週手握拳鍛鍊的同時，用健側手抓患肢進行肘和肩關節的活動，每日6次，每次10～15分鐘。

醫生會根據每週拍X光片時骨折線的情況判斷拆除夾板的時間，儘早拆除石膏，去除外固定後，進行理療。掌指關節和指間關節功能鍛鍊，鍛鍊方法最簡單者為握拳與伸指，用一系列不同粗細的圓棍，最細如筆，從抓粗棍開始，逐漸達到握住最細的。練習捏物可用一組大小不同的物體，例如橡皮、鈕釦、線、曲別針等，練習捏起上述物體，從大到小。

當骨折基本癒合，可以開始進行腕關節屈伸主動練習，

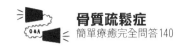

腕關節屈曲抗阻練習。每隔 3 ～ 4 天即增加前臂和腕關節的練習強度和難度。在關節活動訓練中，忌用暴力強扳，以免引起新的損傷。在恢復期，患者還應增加一些手部應用性活動訓練，如搭積木、編織等。

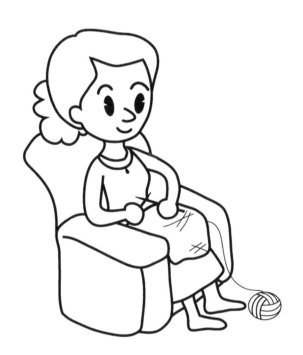

健康養生小百科好書推薦

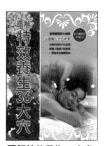

圖解特效養生36大穴
NT：300（附DVD）

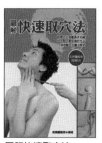

圖解快速取穴法
NT：300（附DVD）

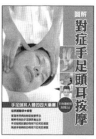

圖解對症手足頭耳按摩
NT：300（附DVD）

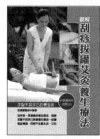

圖解刮痧拔罐艾灸
養生療法
NT：300（附DVD）

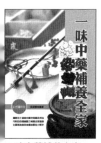

一味中藥補養全家
NT：280

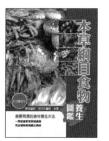

本草綱目食物養生圖鑑
NT：300

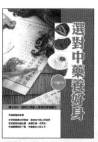

選對中藥養好身
NT：300

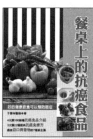

餐桌上的抗癌食品
NT：280

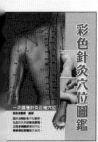

彩色針灸穴位圖鑑
NT：280

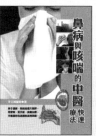

鼻病與咳喘的中醫
快速療法
NT：300

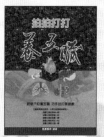

拍拍打打養五臟
NT：300

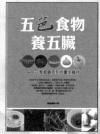

五色食物養五臟
NT：280

國家圖書館出版品預行編目資料

骨質疏鬆症簡單療癒完全問答140／張媛作.－－初
版.－－ 新北市：華志文化, 2014.07
　　　面；　公分.－－（醫學健康館；01）
　　ISBN　978-986-5936-83-9（平裝）

　1.骨質疏鬆症　2.問題集

415.585022　　　　　　　　　　　　　103009914

書名／骨質疏鬆症簡單療癒完全問答 140
系列／醫學健康館 001

日华志文化事業有限公司

作　　　者　張媛醫師
執行編輯　林雅婷
美術編輯　黃美惠
文字校對　葉若蒂
封面設計　陳麗鳳
企劃執行　康敏才
總　編　輯　黃志中
社　　　長　楊凱翔
出　版　者　華志文化事業有限公司
電子信箱　huachihbook@yahoo.com.tw
地　　　址　116 台北市文山區興隆路四段九十六巷三弄六號四樓
電　　　話　02-22341779
排版印刷　辰皓國際出版製作有限公司

總　經　銷　旭昇圖書有限公司
地　　　址　235 新北市中和區中山路二段三五二號二樓
電　　　話　02-22451480
傳　　　真　02-22451479
郵政劃撥　戶名：旭昇圖書有限公司（帳號：12935041）
電子信箱　s1686688@ms31.hinet.net

出版日期　西元二〇一四年七月初版第一刷
售　　　價　二二〇元

版權所有　禁止翻印　Printed in Taiwan
本書由湖北科學技術出版社獨家授權台灣華志出版

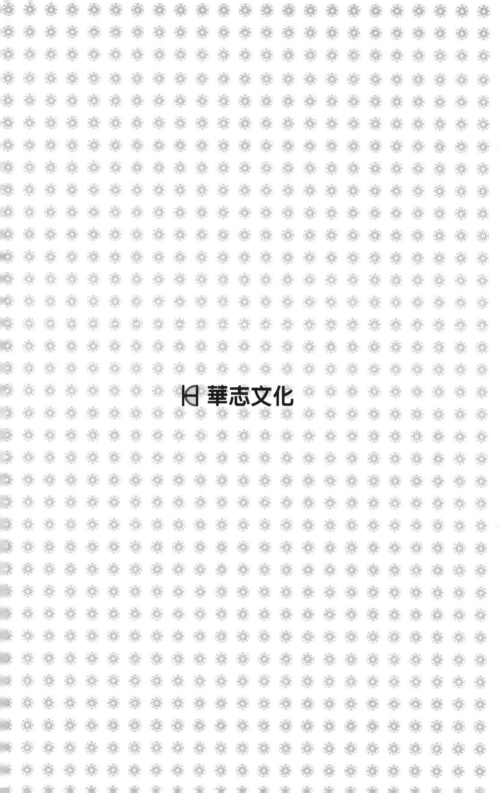

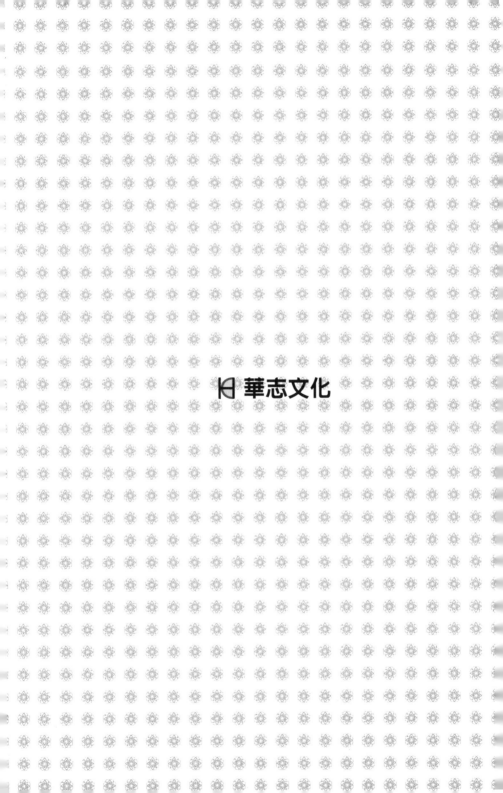
華志文化